頭髮有救了！

用精油、穴道按摩，啟動黑髮生長力，
白髮 掉髮 禿髮 受損髮質 都能改善！

奇蹟 **育髮聖經**

〔作者〕賴之菲／〔顧問〕高宗桂 醫師

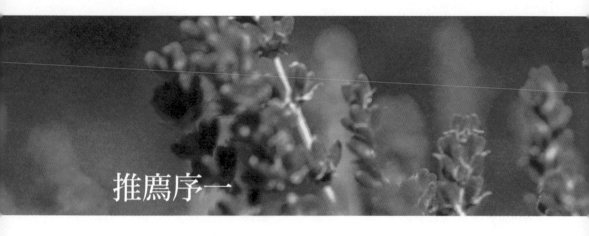

花精仙子救您頭髮

頭髮是人的第二張臉，長短不一、黑白分明、烏黑亮麗、筆直捲曲……都象徵著健康與美醜。

頭髮，或稱髮，是指長在人類頭部上的毛髮。頭髮的顏色及其他特徵是由基因決定，一般而言常見的有黑色、金黃色、棕色及紅色等，當人類老化時，頭髮通常會變成銀白色。不同民族的頭髮硬度、自然捲曲度也不同。頭髮由角蛋白所組成。人類毛髮直徑不一，範圍介乎 0.017 至 0.18 毫米之間。

只有人類的頭髮才會持續生長，而動物界則沒有這種現象。（維基百科）

關於美麗頭髮的形容詞很多，例如：

她把頭髮披散下來，是叫太陽的光芒都要忌妒的。

她的頭髮顏色漆黑，帶有反光，像烏鴉的翅膀一樣，又黑又亮。

最引人注目的是，那濃厚烏黑的披肩髮，猶如黑色的瀑布懸垂於半空。

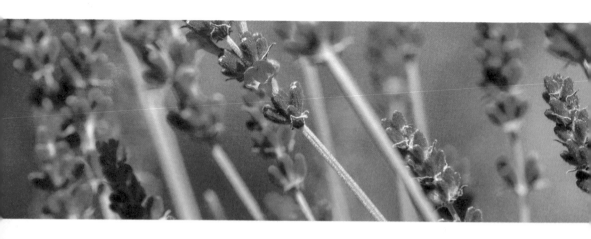

　　她的一頭秀髮是深色的，像絲質似的光潤，走起路來富有彈性地飄動著。

　　恭喜擁有一頭烏黑亮麗、柔順滑潤、健康光澤、閃閃發亮秀髮、氣質高雅、美麗知性的之菲老師，出版《頭髮有救了——奇蹟育髮聖經》暢銷新書。

　　我深度採訪過之菲老師，熟知她出生在家中附近皆有天然植物，父母都懂中醫的幸福家庭。她從小看著父母親手採摘各式各樣的草本植物，製成天然的藥材，幫助很多街坊鄰居，以及諸多遠方前來的親朋好友們，治癒了身體毛病，很快恢復健康。

　　從小耳濡目染，之菲老師學會了父母從天然草本植物，製成天然藥材救人無數的好本領。尤其她多年來，在花精與頭髮上的深入鑽研，生產多款超優質的洗髮、護髮產品，獨創天然植物萃取，溫和有效的護髮、黑髮、生髮產品，讓頭髮健康亮麗，更叫人愛不釋手。

　　好學不倦的她，求知若渴精益求精，擁有美國普林頓大學 American Purlinton University 東方醫學系（自然醫學）碩士、大葉大學生物學系碩士學位。曾任美國普林頓大學東方醫學客座副教

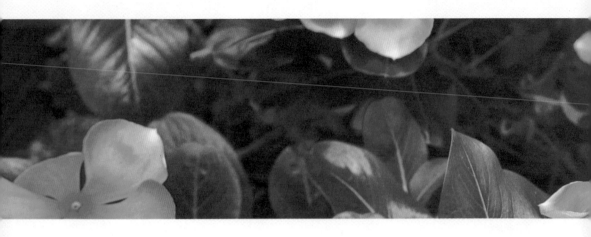

授，擅長頭髮健康、造型美學、芳香療法、花精與化妝品應用等各領域。

　　植物是最好的醫生、我有沒有掉髮危機？每日掉髮超過一百根就危險了！頭髮是新生命的起源、毛髮組織的三層次、看仔細！髮質來自皮脂腺分泌量、髮型很重要！用好髮型讓自己的運勢、白髮變黑髮，頭皮重新復活！

　　烏黑亮麗秀髮的美麗秘密、對頭髮有助益的微量元素、缺少微量元素造成的頭髮問題、從白髮位置判斷身體哪裡不對勁？

　　白髮問題只能選擇染髮嗎？

　　光看目錄的標題，就知道此書豐富廣闊的多元化內容，字裏行間精彩絕倫！

　　我的頭髮有救了！我的頭髮有救了！我的頭髮有救了！因為太重要，所以說三遍！

　　恭喜之菲老師的《奇蹟育髮聖經》磅礴上市、隆重發行、閃亮登場、暢銷大賣！

國際知名暢銷書作家

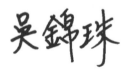

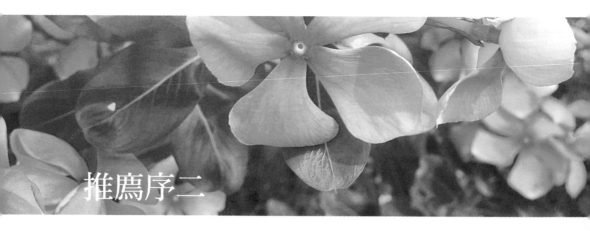

推薦序二

　　之菲和我是彰化縣同鄉好友，還沒看過她的大作前，只知她是位致力於自然醫學推廣的名師，甚至為了理想遠赴美國普林頓大學深造，主修東方醫學。看了她的大作序文，才知道她的童年也和藥用植物有著很深的緣份，這一切都歸功於之菲有位「神農爸爸」，能將臺灣的本土中草藥實踐於生活的治病與養生，而從小受惠於中草藥保健的之菲，或許也是在這耳濡目染的生長環境中，漸漸地培養了對植物的感覺，使其能運用千變萬狀的天然植物經過科技的錘煉產生的火花，製成美髮產品，成了頭髮逆齡之靈魂，讓人感動萬分。

　　中醫認為「肝藏血，髮為血之餘，髮落，血本竭也。」「腎藏精，主骨生髓，其精在瞳，其華在髮。」肝腎保健和頭髮健康有著密不可分的關係，若是肝腎失調、血氣不足，頭髮自然無法牢固。而之菲老師在《奇蹟育髮聖經》所提的養髮方法，似乎可讓讀者無需知曉中醫深奧理論，卻很自然的能明白養髮跟養生一樣都需要重視飲食、睡眠、情緒等問題，只要能細心的照料生活，頭髮就能延緩長白髮的速度，連我都覺得受用。

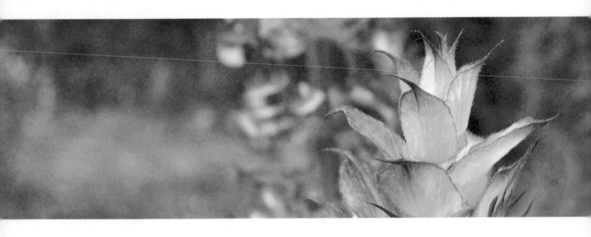

　　內文更提及了穴位按摩、指壓的搭配，更教授讀者透過白髮位置的觀察，了解病因的判斷，完全把中醫對養髮的精髓融入生活。另外，文中也從西醫角度介紹了頭髮的解剖與生理，更強調「頭皮重清潔，髮質重油脂滋潤」的觀點，提醒讀者過度的清潔頭髮也未必是「護髮」良策。

　　感謝之菲邀請我為《奇蹟育髮聖經》作序，相信此書的問世，將能造福有美髮、生髮、護髮需求的廣大讀者，只要您能依本書循序實踐，相信您一定能變得更年輕，身體髮膚更健康。之菲大作《奇蹟育髮聖經》即將付梓，有幸先睹，樂為之序。

中國醫藥大學藥學系副教授
中華藥用植物學會理事長

黃世勳 博士．藥師

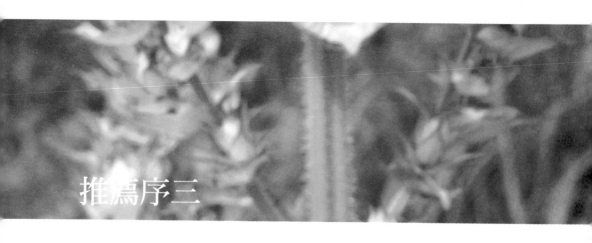

推薦序三

　　作者對養髮產品以天然植萃為本，生技為輔，朝著綠色信念一步步邁進，終歸發明天然生髮水專利，本書也列出多種毒性髮品，具備這些常識才能保護好自己頭皮健康，而書中見證者更能彰顯本書方法與產品的妙用。

　　過去我教導許多醫師頭皮管理、生髮技術、植髮手術，本書有很多高超養髮方法與我的頭皮教學內容、診所看診項目相得益彰，尤其居家頭皮 SPA 護理方法，讓讀者在家簡單 5 步驟 DIY，動動萬能雙手照著書本做，就能讓頭皮跟髮質更濃密、烏黑柔亮，用最天然健康方法變年輕。正可受惠給沒空來診所保養的讀者，感謝之菲的不藏私，才能讓《奇蹟育髮聖經》問世，本書您也一定不能錯過。

申疊自然診所院長
生髮抗老化醫學會理事長

顏榷騰 醫師

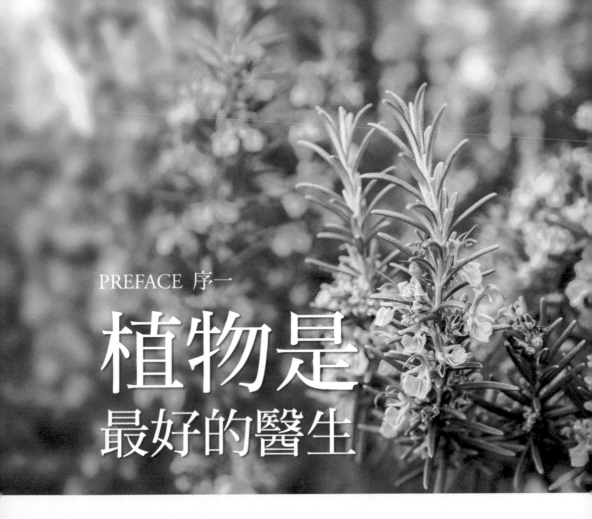

PREFACE 序一
植物是
最好的醫生

　　我出生在純淨的鄉下——大村鄉，小時候因為環境污染少、土地廣表、土壤肥沃，由於這樣得天獨厚的環境，使家鄉因產葡萄而聞名。世界上，西班牙是葡萄種植面積最大的國家，而在台灣，大村鄉是巨峰葡萄的重要產地，最好吃的葡萄就產自我的家鄉。自然萬物的運行都自有它的道理，而巨峰葡萄喜歡鹼性，以及鉬素、微量元素（鐵、錳、鋅等）、石灰含量高之土壤，所以甚至傳說村裡農人為了種植又大又甜的葡萄，在整地種植前土壤會混進人的骨灰，使土壤石灰含量增高。好奇的人們，也只能如此解釋，何以這樣的小村落，能種出如此特別好吃的巨峰葡萄吧。

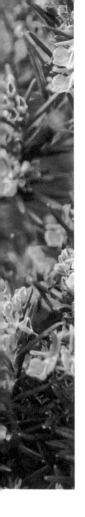

我們家有六個兄弟姊妹，父親他對研究中草藥特別有熱誠，有活到老學到老的好學精神，也傳承到我身上，現在家裡的後院也種了上百種中草藥。每種植物都有不同特性，你會發覺生命的奧妙，例如有些植物不用澆水，曬太陽就茁壯。而我從小到大極少看醫生，因為植物就是我的醫生，家門外就有自然栽種的植物可以做青草茶。記得有一次發燒，父親便摘了左手香，搗碎再隔水加熱後讓我喝下退燒；而姪子小時候曾得甲溝炎（俗稱凍甲），父親則以鳳仙花搗碎來為他治療發炎。

我自詡為花仙子、草精靈，用最天然的植物研究最自然的美髮產品，也是來自我的家庭，而父親對植物的信任與愛也影響著我，我也如此照顧我的孩子們，當他們感冒，我會先以檸檬汁、奇異果補充他們的維生素 C，增強免疫力；或運用單方精油如薰衣草、茶樹、尤加利加入 10％胡桃油做為按摩油，讓他們先嗅聞再按摩穴位，例如風池穴、風府穴、翳風穴、合谷穴等處；再讓他們喝加入「急救花精」的溫開水。這是我們家的感冒妙方。

從植物應用，結合花精與精油芳香療法，現在的我更希望將這些學識應用在美髮及美妝用品裡，讓更多人能夠用身體感受植物帶給我們的療癒效果，植物除了神奇的療效，也是最早的自然染劑，剛提到的鳳仙花，也是古埃及豔后拿來作為指甲油的顏料。當懂得運用植物的妙用，例如在黑髮液中加入了鳳仙花、何首烏，這是大自然所賦予我的智慧，也是送給普世人們最好的禮物。

作者　輕之蓁

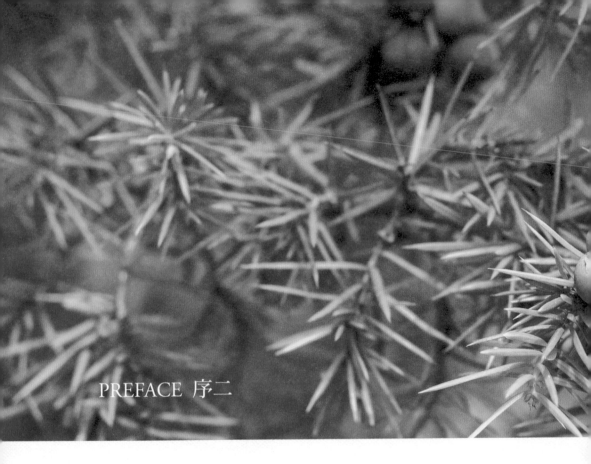

PREFACE 序二

　　台灣的美髮師與美髮學生很多，但是被肯定為美髮專家且有專門著作的卻不多。之菲老師是我擔任美國普林頓大學（現在改稱為美國西南德堡羅大學）客座教授時的學生，她出生於巨峰葡萄的故鄉——大村鄉，童年就沐浴在天然環境與歡樂家庭中，孕育出對自己有自信與對他人展現熱情的氣質。從小喜愛中草藥的應用，以天然植物與花精研究最自然的美容、美髮產品，頗獲心得。

　　賴老師就業後不忘在職進修，先後榮獲美國普林頓大學東方醫學與自然醫學碩士、台灣大葉大學生物學系碩士，並曾任美國普林頓大學東方醫學客座副教授，目前在明新科技大學擔任講師、亞莉健康生技公司擔任研發總監。擅長頭髮健康、造型美學、芳香療法、花精與化妝品應用等各領域，又將產業問題投入學術研究，獨

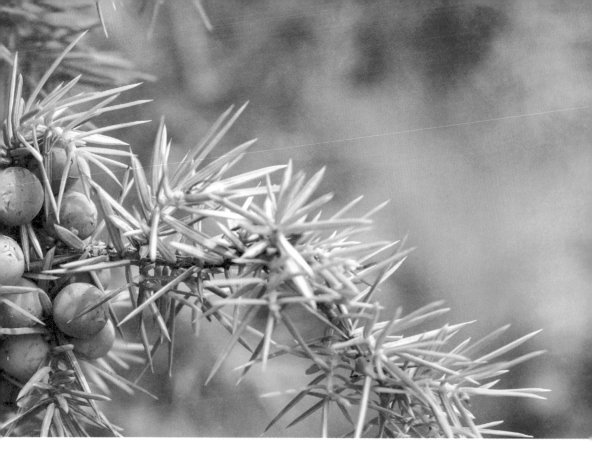

創天然植物萃取法，發明了多項溫和有效的護髮、黑髮、生髮等產品。這種實事求是、持續研發的精神，值得人人效法。現在她將多年研究的美髮心得，總結經驗編輯成這本《奇蹟育髮聖經》，貢獻給關心頭髮的好朋友們，在此特別推薦本著作，絕對值得研讀與珍藏！

台灣中華醫事科技大學講座教授
美國西南德堡羅大學客座教授
馬光中醫醫療網中醫總院長暨學術長
台灣針刀醫學會理事長

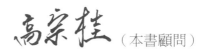（本書顧問）

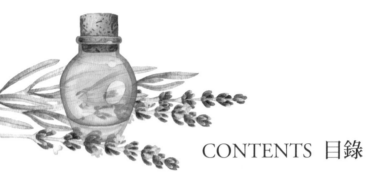

CONTENTS 目錄

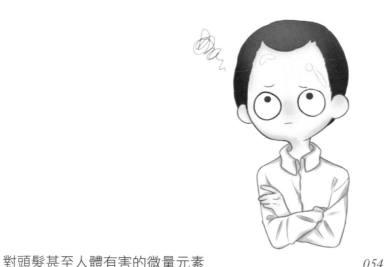

CHAPTER **4**

掉髮的救星，養出健康的頭皮

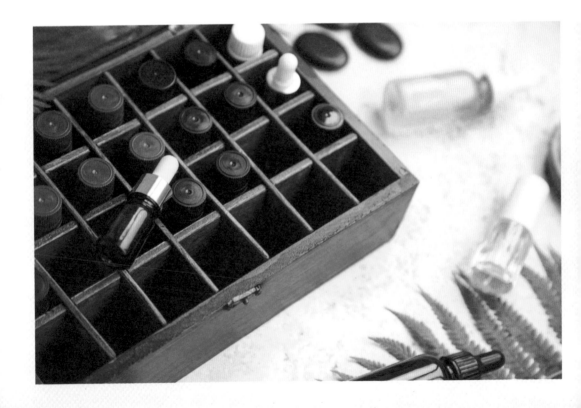

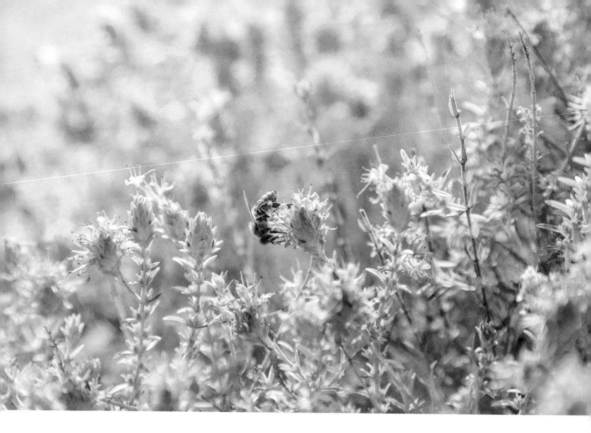

CHAPTER 7

洗頭護髮也有大學問？

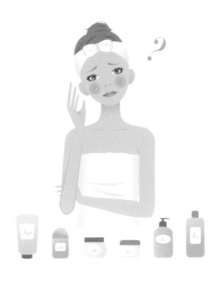

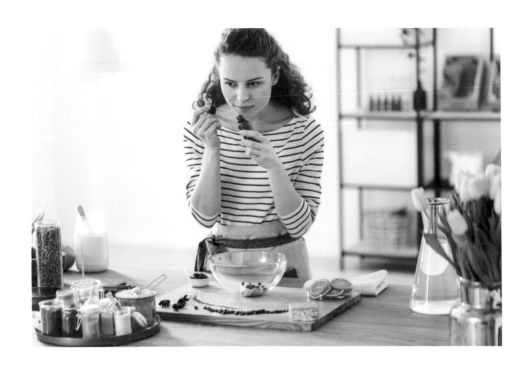

CHAPTER 8

神奇！只要五步驟，健康秀髮就回來了！

CHAPTER 1

驚人的實例！
不要不相信，掉髮也能長回來

案例一 頭頂的髮量越變越少，我以為我的掉髮沒救了！

台中 程先生

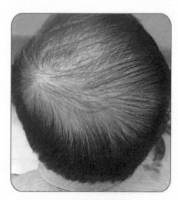

BEFORE

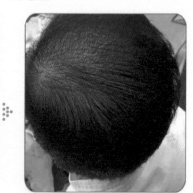

AFTER

市面上有很多生髮的產品，剛開始我都不相信，直到有一天我看到朋友的親身見證後，白頭髮變黑了、禿髮也慢慢長出頭髮，我才開始努力認真的想要解決我的頭頂問題，一開始使用 3 個星期頭髮髮量就變多了，目前發現用越久長越多，我開始對自己越來越有

自信，並且發現我比同年紀朋友看起來還年輕，真的很高興。（台中　程先生 65 歲）

專家的話

有許多人容易對掉髮問題輕忽，洗頭時沒有察覺慢慢減少的髮量，也沒發現掉在地上的頭髮越來越多，直到髮際線嚴重往後退，快露出整個額頭時才大夢初醒，這時候要挽回頂上頭髮，得花上更多的力氣與時間。在此提醒已有掉髮現象的讀者一定要重視這個問題，事前的預防往往能讓你盡早恢復往日的髮量。

如果你已經有嚴重的落髮問題，請不用傷心難過，看完本書之後，參照本書的相關建議，並且確實的執行下去，我相信一定能夠改善現況，甚至有信心發生更好的效果。

以台中程先生的例子來說，他是屬於頂上禿髮問題，頭頂是最容易產生掉髮問題的區域，因為人體的氣血不容易上達頭頂，氣血上不來頭皮就得不到營養，得不到營養的頭皮就無法滋養毛囊，毛囊就容易萎縮與老化，毛囊老化後頭髮就容易變細且脫落。

自救方法

1. 將一般市售洗髮乳改為純天然洗髮乳
2. 洗頭時加強頭頂大面積按摩
3. 洗完髮後用天然活髮液重點保養

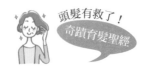

案例二 沒想到，天生髮量稀疏的我，也能長出新的秀髮！

台中 王小姐

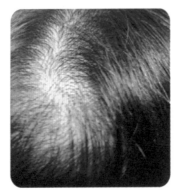
BEFORE

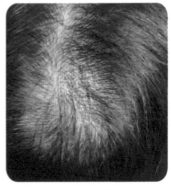
AFTER

　　我的頭髮髮量很少，而且從後面看像極了老人禿頭的樣子，美髮師建議我做生髮療程，療程後只長了幾根細細的毛。我姐姐說同學換了天然洗髮乳之後效果很好，於是便幫我買了一樣的洗髮乳、再生活髮液讓我試試看，希望我不要花冤枉錢了。用了大約兩個月的時間，我的頭髮就長出強壯又多的頭髮，現在我還要繼續使用，因為我覺得髮量還可以再更多，真的很感謝這個產品發明者，造福很多人。（台中　王小姐45歲）

專家的話

　　頭髮的數量會受到基因與人種的不同而有所差異，以我們黃種人來說平均值約有 10 萬根，髮量少的人約有 7 到 8 萬根，若再加

上不同粗細，在頭上所呈現出來的效果就會有明顯的不同。

有些人的髮量受到父母先天遺傳的影響，這是無法改變的事實，跟其他人相比明顯屬於偏少的數量，若是再加上後天沒有好好保養頭髮，一旦開始掉髮後整體髮量更顯單薄，會更顯得衰老沒精神。

以王小姐的例子來說明，想要增加髮量是有辦法的，只要針對毛囊下功夫，就可以順利解決這個問題。毛囊吸收到好的營養，就可以順利長出頭髮，毛囊變健康了就能讓頭髮變壯變粗。王小姐也曾體驗過髮廊介紹的生髮療程，經過幾個月的時間，最終因為效果不好而花了不少冤枉錢。

自救方法

1. 將家中洗髮乳改為純天然洗髮乳

2. 洗頭時加強頭頂按摩

3. 洗完髮後用天然活髮液加強頭頂保養

4. 搭配精油按摩

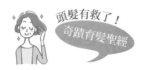

頭髮有救了！
奇蹟育髮聖經

案例三 免疫系統疾病害得我大量掉髮，怎麼辦？

部落客 蘿拉

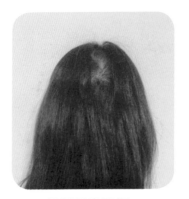

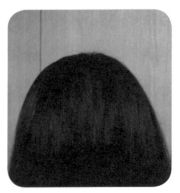

BEFORE   AFTER

　　在朋友的介紹下我更換了多年使用的洗髮乳，這款添加多種植物萃取精華與精油成分的洗髮乳，能幫助調理我的頭皮、清潔頭皮污垢並保持頭皮健康。我知道新生髮的生長速度可能沒有辦法馬上見效，但是經過 2、3 個月的努力終於看到明顯效果，讓我超感動，落髮問題已改善許多。（部落客　蘿拉 27 歲）

專家的話

　　有許多掉髮的原因是因為身體的免疫系統出問題才造成的，蘿拉小姐因為患有紅斑性狼瘡（免疫系統疾病之一），造成後頭部有明顯的掉髮情況，因為紅斑性狼瘡會讓身體的免疫系統混亂、免疫過亢，尤其是在紅斑性狼瘡活動期或剛開始接受治療後，這一段時期最為明顯。

發病初期洗頭髮時，都會抓出一把的頭髮，吹乾頭髮後也會見到滿地的頭髮，這樣的掉髮量對於二十歲的女生來說，一點都不正常，可是在疾病沒有完全治好的情況下該怎麼辦呢？

我想很多讀者可能也有上述的困擾，有些人認為沒有辦法就選擇放棄，但是以蘿拉的例子告訴我們頭髮還是有機會長回來的！只要我們細心照顧好頭髮，再加上正常的作息與飲食調整，就算是在發病期也能減少掉髮的數量，讓頭髮慢慢長回來。

自救方法

1. 將家中洗髮乳改為純天然洗髮乳
2. 洗頭時加強後頭部按摩
3. 早晚使用天然活髮液噴於後頭部
4. 持續使用 3 個月以上

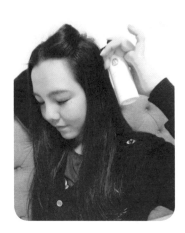

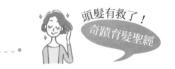
案例四 長期染燙受損的頭髮，掉髮問題也能改善！

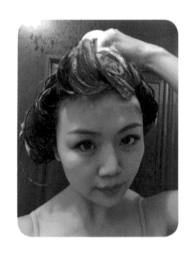

　　因為長期染燙，我的頭髮原本很容易自然斷裂，頭髮的分線也超級清晰可見，自從換了天然洗髮乳大概使用了一個月以後，頭髮漸漸恢復濃密蓬鬆，頭髮末梢的髮絲斷裂情形也大幅改善了，每次洗完之後，頭皮就非常清爽，髮尾也不會過度毛燥，並且還可以讓頭髮呈現清爽又蓬鬆豐盈，持續使用兩個月之後，現在幾乎都看不太到髮際線，頭髮的髮量都長出來了。（知名網紅　Aileen）

專家的話

　　染髮相信是許多讀者會嘗試的造型，但是染髮對頭皮以及頭髮會產生的負面效果，相信多少心裡有數，但大多數人還是會選擇忽略這些問題，可能讓髮質受損、引發過敏、頭皮紅腫、搔癢、大量掉髮、脫屑、致癌、皮膚潰爛等症狀。

自救方法

1. 將家中洗髮乳改為純天然洗髮乳
2. 洗頭時頭皮按摩，再加強髮線部位按摩
3. 洗頭至少洗兩遍
4. 洗完髮後用天然活髮液保養髮根
5. 搭配頭皮按摩、精油按摩

案例五 幾乎光禿的頭皮，居然慢慢長出新生頭髮！

台北 陳先生

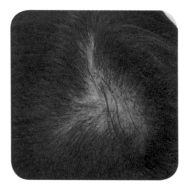

BEFORE

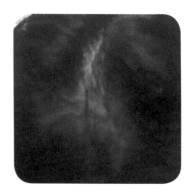

AFTER（使用 21 天）

　　第一次使用天然洗髮乳時，將洗髮乳搓揉起泡後，藉由細柔泡泡做深層清潔並淨化髮絲，清洗第二次時，透過加強按摩，以提供頭皮滋養養分，讓頭皮的油脂恢復平衡。過程中也相當好沖洗又不殘留泡泡，洗後頭皮清爽無負擔。接著使用再生活髮液，質地透明又清爽，不用擔心會有黏膩感。（台北 陳先生）

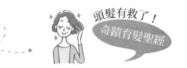

專家的話

　　一般正常性掉髮每天約在 100 根左右，當你發現掉髮的數量平均超過 200 根時，請立即檢視你目前的生活與飲食狀況：

　　(1) 是否長期處在高壓或恐懼的生活中？

　　(2) 是否有做化療或罹患自體免疫疾病？

　　(3) 是否長期食用冰冷、油炸食物？

　　(4) 是否長期缺乏營養素，維生素 C、鐵質、蛋白質？

　　(5) 是否長期失眠？

　　以上情況都會造成不正常掉髮，建議除了盡快解決飲食與情緒問題，選用純天然洗髮乳與護髮液讓毛囊恢復健康是當務之急。

　　當你已經面臨頭髮即將掉光的情形時，請先不要放棄，這個階段還是有機會將頭髮長回來，如果你選擇放棄，那麼變成光頭的機率就大於 90％。頭髮除了能讓你做各種造型外，夏天可以散熱，也能阻擋紫外線照射到頭皮；冬天能保護頭部的溫暖，有調節溫度的作用。所以這麼重要的頭髮請你不要放棄，趕快更換洗髮乳並加強按摩頭皮（見後面章節），就有機會慢慢長出新生頭髮。

自救方法

1. 將家中洗髮乳改為純天然洗髮乳

2. 洗頭時以指腹慢慢洗，以免傷害頭髮

3. 頭皮整體加強按摩（動作勿太大）

4. 洗完髮後用天然活髮液保養髮根

我有沒有掉髮危機？每日掉髮超過一百根就危險了！

當你有一天照鏡子，認真看才察覺髮線上移、落髮數量逐漸增加、摸自己頭髮稀疏的頭皮才發現不知不覺開始有禿頭徵兆了！人類的頭髮正常生長是採輪休制，每株毛囊生長和休止期的時間不同，不過依季節不同，掉髮量也有所差異，以春天跟秋天的掉髮量會比較多，若下列判斷超過 2 項，小心可能是禿頭的徵兆：

□ 每日掉髮超過 100 根　　□ 頭皮發炎長膿包

□ 頭髮變細、易塌　　　　□ 髮線往後，M 字型越來越明顯

□ 頭皮容易發癢　　　　　□ 可以清楚看見頭皮

□ 頭髮容易出油　　　　　□ 頭髮分線距離越來越寬

人體生長發育期間毛囊的數量不會增加，毛囊密度是天生構成，毛囊細胞不停分裂就構成了新陳代謝的循環，使較早的毛髮部分被新的毛髮取代，當母細胞與子細胞 DNA 複製相同細胞就是正常的新陳代謝，假設母細胞與子細胞在分裂時出了變化，就會複製出完全不同的細胞，產生頭皮病變、掉髮。常掉髮應減少使用化學添加物的頭髮用品，保持毛囊細胞的正常代謝，也是保持頭髮烏黑亮麗的關鍵。

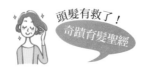

掉髮量多少算正常？

每天自然掉髮或在梳頭洗頭時掉落的頭髮約 50 根以內，算是正常比例，約 3～5 年會全部更新，更新的時間因民族不同、個人的體質而異，舊髮不脫落，新髮就長不出來，因此不需要過度擔心，每天的掉髮，只要不超過 100 根就好。

掉髮量如何判斷呢？

在枕頭上鋪一條淺色大毛巾，數一數毛巾上有幾根頭髮，早上起床梳頭髮時掉地上的頭髮，還有梳子上面的頭髮，浴室的排水孔頭髮數量，可以集中起來數一數，加總後可大約知道自己掉了幾根頭髮。

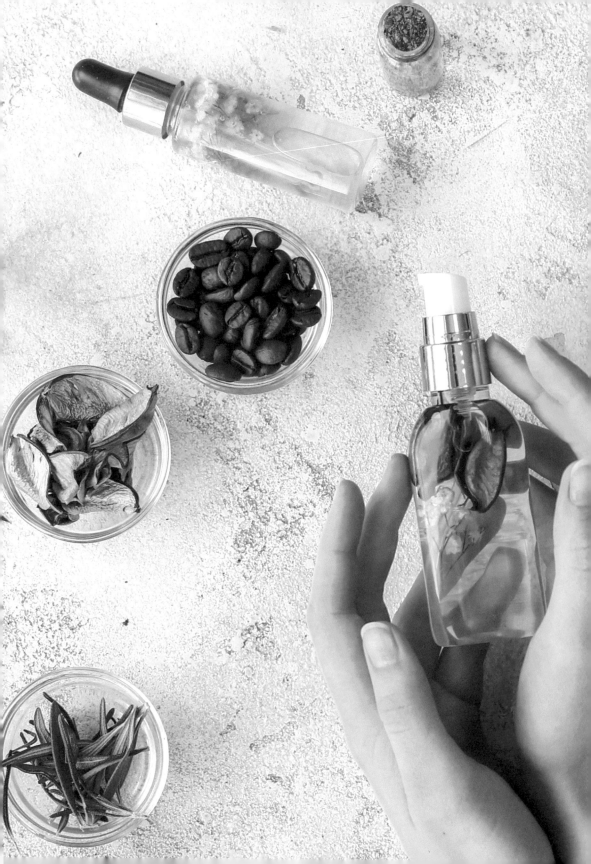

CHAPTER 2

新生命的誕生，
認識頭髮的構造

🪮 頭髮是新生命的起源

《黃帝內經‧靈樞》中描繪了胚胎生命的發展過程：「黃帝曰『人始生，先成精，精成而腦髓生，骨為幹，脈為營，筋為剛，肉為牆，皮膚堅而毛髮長，穀入於胃，脈道以通，血氣乃行。』毛髮與精、腦髓、骨、脈、筋、肉、皮膚等都被視為胚胎發育過程中構成身體的器官」。

記得當我懷孕時照超音波，醫生一一為我做詳細的器官生成介紹，新生命即將成形到來，而孕期到五至八個月左右，會開始掉光長出新的胎毛，這代表著寶寶很快就會跟媽咪見面了。

毛髮與指甲均為人體皮膚之附屬品，毛髮平均分佈於人體之皮膚上，除掌心、腳底、嘴唇、眼睛、陰唇無毛髮外，毛髮量最多部位乃屬頭髮。金髮約 14 萬根，黑髮約 10 萬根左右，紅髮數量最少，但這個平均數字因人而異。頭髮原初功用在於保護頭部，現今為追求流行、彰顯個人特質，已成為個人形象的一部份，不管男女，都喜歡藉由頭髮來增加外在美貌與自信。

毛髮是生物演化的的產物

毛髮是毛母細胞角化的產物，頭髮為表皮之纖維狀衍生物，主要是由大量的硬質角質素堆積而成，本身無血管、神經及分化增生能力。就生物演化角度來看，毛髮來自魚類、爬蟲類的鱗片，所有動物的羽毛、皮毛、爪、指甲及頭髮都是相近的物質，頭髮主要成分以 15 種角質蛋白質為主，蛋白質是經過胃腸的消化、吸收，形成各種胺基酸進入血液後，由頭髮的根部毛乳頭吸收並且合成蛋白質在經過角質化後就是頭髮了，另外尚有脂質、黑色素、微量元素及水分等。頭髮元素含：碳佔 50 ％、氧佔 22 ％～23 ％、氫佔 6 ％～7 ％、氮佔 17 ％～18 ％、硫磺佔 3 ％～5 ％，而頭髮燃燒的時候會發出臭味就因含硫磺的成分。

毛囊是毛髮的「根」，頭皮是「土壤」

毛囊是人體最活躍的組織之一，有健康的毛囊才能長出健康的頭髮。頭髮好比「植物」，毛囊是植物的「根」，頭皮是「土壤」。一個毛囊只能長出一根頭髮；而一個毛孔裡面可能有 1～5 個毛囊，1 個毛孔可以長出 1～5 根頭髮。平均而言，東方人正常的頭髮 50 ％的毛孔長出 2 根頭髮，而毛囊密度每平方公分，出生時 1100 個，到 20 歲只剩下大約 600 個，40 歲以後只剩 500 個毛囊左右。

頭髮大約有 10 到 20 次生長週期，每個週期循環可分為成長期→退化期→休止期→脫落期，此一個循環代表一個週期。毛囊採輪休制，也有空窗期，（青春期的男性毛囊少數也有空窗期），但頂多只維持兩個月就會進入下一個循環週期重新長毛髮。

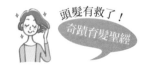
毛髮生長的階段

一般男性頭髮成長週期較短，約 3 至 5 年，女性 4 至 6 年，頭髮生長速度最快的年齡約 15 歲到 30 歲，女人比男人的頭髮長得快又長。而隨著年齡老化，循環週期會變短，掉髮數量增加，掉髮量多於新生髮就出現髮量稀少或禿髮，另外隨著季節跟個人身體狀況，不同掉髮量也會不同。

成長期

這階段的毛囊最活耀，細胞分裂加快，數目增多，約 90％的頭髮均處於成長期。成長期毛囊長而深，毛球和毛乳頭也大，從血管吸收大量營養送到頭髮，使頭髮持續成長。

退化期

退化期，頭髮已停止生長，約 3-4％的頭髮處於此階段，此時毛囊變短，毛球縮小，毛乳頭聚成一個小團，連在毛球底端，細胞停止分裂並發生角化，毛髮易脫落。黑色素分泌也相繼停止。

休止期

頭髮全面停止生長，髮根位置很淺，我們梳頭髮時，容易掉落，這是正常現象屬新陳代謝過程。當新頭髮在毛囊內重新成長到達頭皮時，就會將退化的頭髮往外推造成脫落，將循環不息。

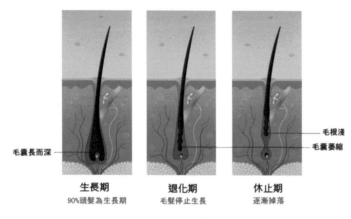

毛囊長而深

毛根淺
毛囊萎縮

生長期
90%頭髮為生長期

退化期
毛髮停止生長

休止期
逐漸掉落

毛髮生長周期表

　　每個人髮根粗細不同，嬰兒期胎毛最細，青年時期最粗，隨著年齡每增加 10 歲，頭髮會變細 0.03 毫米。頭髮最粗約 0.1 毫米，根數也因人而異，頭髮根數在母體中胎兒時期就已決定，出生後頭髮根數會減少而不會增加。一般男性頭髮比女性頭髮粗，頭髮越直髮質越硬，頭髮橫斷面形狀可分為圓形、橢圓形、扁平型，捲髮斷面呈扁平形狀最大徑為 0.07mm，波浪髮斷面呈橢圓形最大徑為 0.08mm～0.09mm，直髮斷面最呈圓形最大徑為 0.1mm，粗髮質身體也較健康，不貼於頭皮、有彈性、不易斷裂、亮麗有光澤、柔順不乾燥為最佳髮質。

頂上毛髮生長速度

　　正常的頭髮約有 80～90％的頭髮平均生長速度每天是 0.3～0.4 毫米，頭髮一個月大約長 1-2 公分，一年大約是 10 厘米。而頭髮的粗細約為 90～100±10μm。

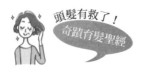
　　頭髮每個人大約有 10 萬根處於生長期，1 年大概將近 2 萬根經常變化，每天掉落也會每天生長，保持平衡。1961 年皮膚科醫生克里格門（Dr. Albert Kligman）研究脫髮，提出每根頭髮可生長 1000 天，以此推算，90％以上的人每日平均掉髮量都在 75 根以內。但在沒有洗頭的情況下，每日掉髮量超過 50 根即屬異常掉髮。每天掉髮量若超過 100 根，表示頭皮不健康。

🧴 頭髮的型態

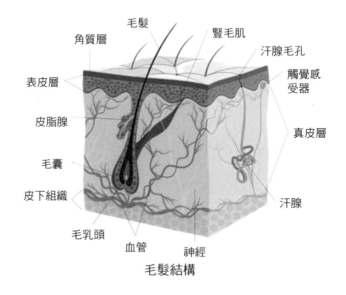

毛髮結構

　　頭髮的構造可區分為三部份：髮根、髮幹及髮梢。以頭皮為分界點，頭皮內深入表皮層達真皮層部分為髮根，頭皮外接觸空氣部分為髮幹，髮根內之毛乳頭是頭髮發源處，內含毛母細胞可發展成內毛根鞘，另有麥拉寧細胞可生成麥拉寧色素；髮根除毛乳頭外稱

為毛囊，由外毛根鞘組成；其內為內毛根鞘，是決定頭髮粗細的調整層。

毛髮組織的三層次

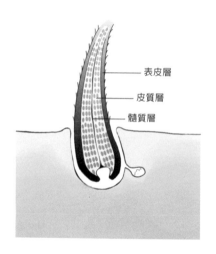

表皮層

皮質層

髓質層

表皮層／毛鱗層（Cuticle）

為頭髮的外衣，毛鱗片堆疊的方式很像是魚鱗，稱毛鱗片，表皮層由半透明的一層毛鱗片所覆蓋，開口朝向髮梢。扁平的細胞，厚約 0.5 微米，長 45 微米，由角蛋白構成，雖然只有千分之一公釐厚的薄膜，具有防水功能。覆蓋在表面上保護整根頭髮，可免於頭髮內部受摩擦及藥品的刺激，但隨著頭髮生長而逐漸耗損流失。四周如瓦片般順次重疊，由 7 到 10 層平滑扁平細胞形成。毛鱗片

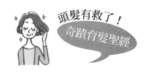
層數越多頭髮越粗硬，遇鹼和水或強烈刺激時，毛鱗片便會剝落裂解，頭髮即失去光澤或形成分岔。頭髮的粗硬、光澤度都取決於這一層，透過顯微鏡可以看見，健康的頭髮毛鱗片會是緊密的相互重疊。

當毛鱗片消失，頭髮就會分岔。你會發現長髮的髮尾越末端毛鱗片層越少，一旦毛鱗片完全消失受損，水分流失，皮質層暴露出來，就會出現分岔。健康頭髮約可以吸收 30％水份，毛鱗片吸滿水的厚度跟粗度，大約會增加 15％。若擔心髮質看起來不健康，建議除了護髮外，可以多嘗試將頭髮剪短，對髮質會很有幫助。

皮質層（Cortex）

皮質層約佔頭髮 85-90％，是頭髮最重要的一層，由角蛋白鏈鍵組織（螺旋狀蛋白質）組成，具有彈性及抗力，為蛋白質最多的部份，鏈鍵組織的數量較多，會形成粗髮，較少則形成細髮，且此層含大量麥拉寧（melanin）色素體（自然色素粒子），如皮質層不含色素，毛髮即呈白色。皮質層是決定髮色色素的關鍵部位。燙染髮的藥品會傷害皮質層，燙髮時會溶解皮脂層的蛋白質和脂肪，染髮會滲入皮質層脫除黑色素，會對皮質層有不良的影響。

髓質層（Medulla）

約佔頭髮 0～5％，為毛髮最核心的一層，是由互相分離透明的多角形角化細胞所構成，成纖維狀，連接頭皮毛囊維持頭髮生長的最重要組織，主要從頭皮中吸取營養物質供給頭髮。

看仔細！髮質來自皮脂腺分泌量

中性髮質

中性髮質柔軟有彈性，做造型也不易變形，髮色呈現光澤度，是最理想的髮質。

油性髮質

油性髮質的人，大多汗腺也很發達，主要是體內皮脂腺旺盛，因此頭髮容易油膩，髮質較為粗糙，因為毛鱗片多，角質生成活躍，所以角質化快。頭髮塌，因雄性激素刺激皮脂腺細胞再生和皮質的合成，導致皮脂分泌增多，因素包括睪丸激素分泌旺盛，二氫睪固酮（DHT）感受器過於敏感，5α（5-alpha redctase）過度活躍時，油脂會破壞毛囊，造成毛髮萎縮、掉髮、禿頭，年紀越大 DHT 越多，禿頭越明顯。可參考後面章節說明。

✧小知識

什麼是 DHT？

DHT（dihydrotestosterone）醫學專有名詞為二氫睪固酮，是一種雄性激素，由男性睪丸與女性的卵巢製造出睪固酮，睪固酮在細胞內可經由 5α 還原酶轉化成 DHT，DHT 在青春期會大量產生而引起第二性徵的發育。

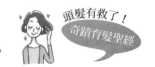
乾性髮質

乾性髮質細軟，皮膚也較細緻，因為副交感神經作用較遲鈍，所以毛鱗片少，角質層薄，導致髮質乾燥沒光澤，髮型不易持久，常有分岔狀態。

損壞性髮質

損壞性髮質彈性差，髮色明顯乾燥、分岔多、容易斷髮，髮質也反映出身體的狀態不佳，營養攝取可能不足。

髮型很重要！用髮型讓自己的運勢UP！

頭髮多寡、粗細濃密、長短、顏色，都可以讓人一眼看穿人格特質！烏黑亮麗的髮質，代表能幹勤勞、聰明富貴；柔順的髮質則代表你有溫柔的性格；而性格最好的人，頭髮亮麗不分岔，不粗不細、軟硬適中。若你髮量適中且有光澤，就可以反映出你目前擁有良好的身體狀況及運勢。

可是年輕人為了造型，常常過度染燙，傷害髮質，當髮質變差時，運勢往往也會跟著轉弱。聰明的你，你說頭髮能不保養嗎？用心照顧髮質，可以讓美麗、健康、運勢通通都 100 分。

下列有些方法可從你的外表解讀內心世界，你也是以下其中一種嗎？

（1）遮住眼睛＝遮住訊息

　　頭髮長遮住眼睛，在心理學上，眼神具有直接傳達訊息的功能，頭髮遮了眼睛，也遮住說話者要傳遞的訊息。瀏海長度絕不能遮住眼睛。

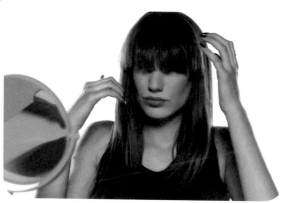

（2）頭髮易油易塌＝形象顯老顯膩

　　頭髮油膩老氣；蓬鬆豐盈感覺髮量多就顯得有精神又年輕，塌的髮型使臉部與身體的線條下垂，突顯皺紋、法令紋或肌肉鬆垮。

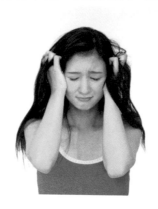

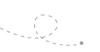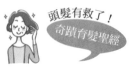

（3）頭髮毛躁分岔＝疲倦不安

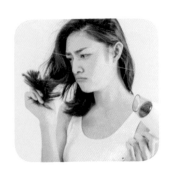

頭髮的毛鱗片受損或是呈現打開狀態，頭髮水分就比較容易流失，導致髮質變得乾燥分岔，也代表身體缺乏維生素 B 群、維生素 C、葉酸，易給人有情緒不安的印象。

髮質粗細居然跟個性也有關？

· 髮質粗硬：男性荷爾蒙分泌旺盛，用腦過度、自律神經衰弱、頭暈現象。

髮質粗硬的人，多半個性剛烈固執、強勢、好勝心強、脾氣較急躁。敏感度較差、勞碌命、做事積極，有時因太魯莽而受挫，受挫時顯得歇斯底里。如果能把頑強不放棄的精神運用得好，也可以成功。

· 髮質細軟：極為敏感且感性。

髮質細軟的人，通常個性敏感且感性，並且容易有溼疹與腸胃疾病。通常個性比較溫和柔軟、做事細心、具親和力、人緣好的人，或是多才多藝、具創造力、偏向文藝類型的人髮質也較細軟。髮質細軟的人也比較膽小，如果男性頭髮細軟，比較常見有才華卻無主見的性格。

· 捲髮：易胡思亂想，充滿活力與感性。

頭髮天生就是波浪形狀的自然捲，情緒較不穩定、做事缺恆心、虛榮心強、生活富足。若捲髮髮質較硬的人，思緒想得多也說得多、消化系統較弱、腎臟也比較不好。若捲髮髮質

較軟的人，什麼事都悶在心裡，不高興時以生悶氣來表達不滿，腸胃系統較弱。

頭髮量多寡，也能看出身體是否健康？

髮量多的人，容易想太多，有頭痛問題；髮量少的人則比較細心，消化系統也較差。頭髮多寡也反映健康及運勢狀況，俗話說：「十個禿九個窮」，頭髮稀疏身體狀況及運勢都較差。

頭皮顏色反應健康症狀

白色	**代表正常頭皮** 腦部含氧充足，創造力佳。這是健康頭皮的顏色
青色	**代表驚恐** 小心會有縮毛症
紅色	**代表緊張敏感、過勞或有頭皮發炎、充血** 可能受到紫外線的傷害，或化學產品的危害，易造成皮脂線分泌旺盛，形成油膩、細菌感染發炎、紅疹、頭皮癬
暗黃色	**代表疲倦** 淋巴代謝不良、生活作息不正常，導致疲倦、疲勞而造成新陳代謝不良，產生毛細孔阻塞，使體溫上升形成頭痛、頭暈、發燒、不舒服、煩躁症狀
黑色	**代表壓力** 細胞異常造成頭皮老化，壓力大會造成肌肉僵硬，導致血液循環不佳，乳酸過度累積而產生肩頸痠痛、脾氣暴躁、偏頭痛、免疫力低、脫毛、掉髮稀疏 頭皮有黑點則可能是黴菌、蟎蟲感染
紅黑	**代表憂鬱、缺乏自信** 容易失眠，內分泌、自律神經不協調
紫色	**代表憂鬱** 毒素累積無法代謝

CHAPTER 3

白髮變黑髮，
頭皮重新復活！

案例一 想要帥氣造型，白髮卻是我的痛

新北 劉先生

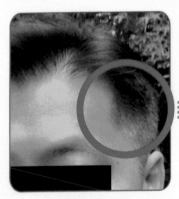
BEFORE

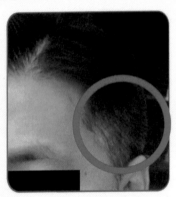
AFTER

　　我從事喜餅業，時常上電視節目，習慣維持帥氣形象，我側邊頭髮全白，想減少白髮的明顯度，所以剃掉側邊頭髮，一個月至少染一次髮，設計師為了不讓染髮劑的毒性滲到頭皮，至少留 0.1～0.2 公分不染，即使如此，還是看得出底部頭髮是白的，感覺明顯

老態，常讓我徹夜難眠，在網路搜尋到不用染髮也能自然長黑，我興沖沖的改用純天然洗髮乳。純天然洗髮乳的泡泡較少，也比較愛護環境，為了徹底發揮效用，我前後洗兩次頭，趁頭皮血液循環還不錯時，趕快噴天然黑髮液，接著溫柔的按摩。我觀察得很細微，我的髮色每天都有變化，洗頭前其實沒那麼黑，噴完後約一個小時顏色就變得更黑，接著過了半個月，發現白髮的比例漸漸減少，大約使用兩個月後，側邊頭髮大約長黑 7 成，我開始培養一套屬於我的護髮 SOP，為了可以早日擺脫白髮的窘境，維持青春，我會用黑髮液持續保養下去！（新北　劉先生 43 歲）

自救方法

1. 將家中洗髮乳改為純天然洗髮乳

2. 洗頭時洗兩次以指腹慢慢洗，以免傷害頭髮

3. 頭皮整體加強按摩（動作勿太大）

4. 洗完髮後用黑髮液保養髮根

5. 持續使用 3 個月以上

案例二 從來沒想過，可以重新變回黑髮的我！

台中 廖先生

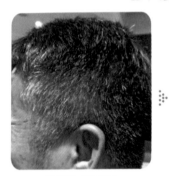

BEFORE

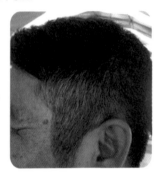

AFTER

　　有一位朋友告訴我，有產品可以讓我的白髮變黑髮，剛開始我一點都不敢相信，但為了滿足好奇心，我真的用用看，經過了三個禮拜我拍照後，才發現自己竟然頭髮變黑這麼多，讓我感到驚訝又開心。我的朋友也說我變年輕了，出門在外打拼事業時更有衝勁了！（台中　廖先生 46 歲）

自救
方法

1. 將家中洗髮乳改為純天然洗髮乳

2. 洗頭時以指腹慢慢洗，以免傷害頭髮

3. 頭皮整體加強按摩（動作勿太大）

4. 洗完髮後用黑髮液保養髮根

5. 持續使用 3 個月以上

案例三 工作壓力大長出白髮，也可以挽救！

桃園 李先生

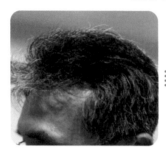 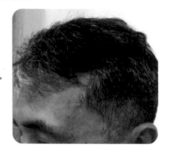

BEFORE   AFTER

　　我在美商公司擔任主管，因工作壓力過大、應酬多，短時間造成前額兩側髮量變少、嚴重掉髮、頭髮變白，這時才引起自己的警覺性，透過朋友介紹接觸了天然黑髮液與天然活髮液，連續使用一個多月後，發現頭髮越長越多，連白髮都變黑。去剪頭髮時，設計師很驚訝我髮量增加了，也讓經常要見大老闆的我，看起來更顯年輕有自信。（桃園　李先生 54 歲）

自救方法

1. 將家中洗髮乳改為純天然洗髮乳
2. 洗頭時以指腹慢慢洗，以免傷害頭髮
3. 頭皮整體加強按摩（動作勿太大）
4. 洗完髮後用黑髮液保養髮根
5. 持續使用 3 個月以上

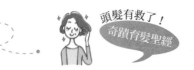
烏黑亮麗秀髮的美麗秘密

古人形容女子秀髮若烏黑亮麗又濃密，便是「頭上青絲如墨染」，除了讚美黑髮的極致美感，烏黑濃密的髮色，又有氣血旺、高壽、多子之說。相傳古代四大美女之一的西施，喜歡用槿樹葉洗頭髮，讓頭髮柔順又黑亮光滑。她在河邊浣紗完洗頭，清澈河水映照仙氣迷人的身影，魚兒只顧往上看西施美貌，卻忘記游水，漸漸地沉入河底，而得「沉魚落雁」之說，烏黑秀髮魅力，從此流傳人間。

髮色是辨別不同種族的明顯標誌，西方人髮色大多金色、黑棕色；東方人則是黑髮。但有時候，影響髮色的原因還有：黑色素分泌、微量元素多寡，以及老化、疾病、外在傷害改變髮色等因素。

黑色素的影響

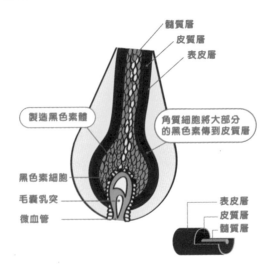

黑髮中因為黑色素分泌多，所以髮色較黑，黑色素可抵擋紫外線侵害，保護頭皮與頭髮。毛囊中黑色素細胞（Melanocyte）分布在皮脂腺、毛囊乳突、毛囊外鞘，黑色素細胞製造黑色素體後進入角質細胞，角質細胞將大量黑色素傳送到皮質層，少量傳送到髓質層及表皮層，形成黑髮色。而黑色素不足就會形成白髮增加。

西方人金髮則是因為黑色素細胞只製造一點點與角質顏色搭在一起，髮色就較淺。紅褐髮色是黑色素細胞製造黑褐色素。若經常染燙，對髮質造成化學性傷害的話，也會讓頭髮受傷，使髮色變淺發黃。

微量元素多寡影響

白髮的原因，則是五種微量金屬元素明顯下降所致——鈣、錳、銅、鎂、鈉。微量元素，對頭髮和新陳代謝有重要作用，科學家研究發現，頭髮中微量元素多寡決定髮色，髮色因含量而異，黑棕色頭髮含銅、鐵特別高；棕紅色頭髮中含銅、鈦；金髮則是含鈦特別高。

髮色	微量元素
棕色頭髮	含銅、鐵，微量元素特別高
棕紅色頭髮	銅、鈦含量高
紅色或紅褐色頭髮	砷、鉛中毒，多吃海藻類，補充碘，讓機能旺盛
金髮美女	鈦含量高
女性頭髮	銅含量高
男性頭髮	硒含量高

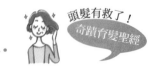
對頭髮有助益的微量元素

影響毛髮生長有幾個重要的微量元素，包含：銅、鋅、鐵、硒、蛋白質。

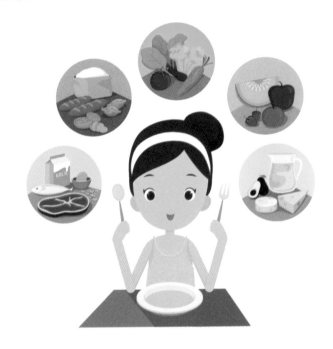

銅元素

缺乏銅元素，酪胺酸酶的活性會降低，影響毛髮角化過程，色素逐漸喪失變黃，甚至還可能引起白髮與白斑，銅可促使胺基酸形成穩定的角蛋白結構。而男性與女性頭髮成分元素比一比含量大不同，女性頭髮微量元素含銅量明顯高於男性，黑髮所含銅元素高於黃髮，黃髮中銅元素又高於白髮，植物中天竺葵、桑白皮都含有豐富銅元素，飲食中缺乏銅也可能導致白髮。

鋅元素

鋅被稱之為「生命之花」，是體內抗氧化酵素重要成分，長期缺鋅，體內二氫睪酮活性就會增高，毛囊微小化，就會產生掉髮，失去光澤。

鐵元素

鐵是合成血紅素的基本原料，缺鐵會導致紅細胞攜氧能力下降，毛囊對缺氧環境十分敏感，毛髮因此出現乾枯、掉髮，甚至可能頭頂部毛髮稀疏。飲食中缺乏微量元素鐵，可能會導致白髮。

硒元素

硒是新陳代謝重要物質，通過穀胱甘肽過氧化酶發揮抗氧化作用，維持毛髮的正常生長。缺硒會導致掉髮量增加。而男性的硒含量明顯高於女性。

蛋白質

頭髮高達 90％是蛋白質構成，飲食補充肉、魚、豆、蛋等高蛋白食物，經胃腸消化吸收後，形成各種胺基酸，進入血液，輸送到身體各器官組織，由頭髮根部毛乳頭吸收合成後變成蛋白質，角化後就變成頭髮，蛋白質利於毛髮生長。缺乏蛋白質會導致頭髮稀疏和掉髮。

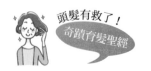

✧ 小知識

素食者多吃八寶豆，避免髮質細髮易掉

素食者飲食容易缺蛋白質，導致髮質較細，越細的髮質越
容易掉。建議素食者每星期至少吃 1 到 2 次八寶粥，加入黑
豆、綠豆、紅豆、大豆等各種豆類，或只放各式豆類煮成
豆豆湯，長期喝，加上睡眠充足，髮質就會越來越粗，可
以抗掉髮喔！

哪些食物含頭髮所需的微量元素呢？

微量元素	缺乏的問題	作用	可食用食物來補充
銅	頭髮枯燥變黃、白髮 缺銅影響毛髮角化及生長	許多酶的必需成分，促進鐵吸收、維持免疫功能	天竺葵、桑白皮、黑莓、石榴、動物肝臟、柚子、紅糖
鋅	掉髮、頭髮生長速度減慢、頭髮乾燥、白髮。黑、金、褐色、紅色頭髮鋅可保護頭髮原色	缺鋅傷口不易癒合、免疫力降低、荷爾蒙合成（如睪固酮）及膠原蛋白形成障礙，致掉髮	人參、生蠔、牡蠣、魚類、扇貝、動物肝腎、核桃、羊肉等
硒	維持頭髮健康	防維他命 E 流失，防止細胞老化	人參、大蒜、洋蔥、沙丁魚、蛋類、芝麻、小麥胚芽等

微量元素	缺乏的問題	作用	可食用食物來補充
碘	頭髮乾枯、脫落，髮質變差	補充碘增強甲狀腺分泌功能，有利頭髮光澤健美	海帶、紫菜、海魚、海鹽、海產類，尤其菠菜富含銅、鐵、碘，是黑髮佳品
磷	毛躁又易掉髮	磷與鈣結合而成磷酸鈣後，是骨骼與牙齒最主要的成分	綠豆、黃豆、腰果、杏仁、開心果、紅豆、燕麥
鐵	頭髮掉得快	缺鐵，引發代謝異常，易感疲倦。血液中無法運送足夠氧氣，易貧血	紫菜、鵝肝、髮菜、花生、黑芝麻、柴魚片、皇帝豆、梅乾菜、文蛤、穀類
鈣	白髮、少年白、少女頭髮黃頭髮乾枯、脫落、髮質變差	調節心跳、肌肉收縮、安定情緒。如果吃太多糖，會影響鈣的吸收，產生過多鎂、鈣，導致頭髮變脆易斷	芝麻、無花果、黑豆、海帶、紫菜、黑木耳、芥菜、牛奶
蛋白質	細髮、分岔	蛋白質經消化吸收，形成胺基酸進入血液，由髮根毛乳頭吸收後，利於毛髮生長、防脫落	牛奶、蛋、肉、豆腐、海帶、味噌、鰻魚
膠原蛋白	毛囊發育不全，最終毛囊萎縮到壞死，頭髮停止生長	膠原蛋白會刺激毛囊增生角質蛋白，使細胞分解	豬蹄、花膠、銀耳、雞爪、豆類蛋白、魚類、豬皮
精胺酸	白髮	促進細胞再生，調理性激素，修復白髮色	海參
茴香醚	白髮、髮質分岔	有助黑色素還原成黑色素細胞，增強循環氣血順暢	海魚、小茴香

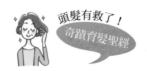
微量元素	缺乏的問題	作用	可食用食物來補充
蝦青素	掉髮	對於雄性禿的患者有增加髮量的效果	鮭魚
多酚綠原酸	掉髮	具刺激神經作用，有生髮之效	咖啡
維生素 A	頭髮乾燥無光澤、頭髮稀少、容易折斷	幫助細胞生長，助皮膚腺體分泌油性，滋潤頭皮	牛肝、魚肝油、胡蘿蔔、黑豆、菠菜青花菜
維生素 B	皮脂增多、掉髮	促進頭皮的新陳代謝	全穀類食物
維生素 B_2	油性髮質	核黃素是細胞再生必需的營養素。促進皮膚、頭髮、指甲生長	奶酪、雞蛋、鰻魚、動物肝臟、香菇
維生素 B_3 又稱為菸鹼素	頭髮變白、生長不良	影響末梢神經的營養代謝，造成掉髮、白髮增加	豬肉、牛肉、牛奶、酵母、魚、雞肉、母乳、雞蛋等；香菇、紫菜、蘆筍、黃豆、花生、馬鈴薯、糙米、胚芽米
維生素 B_5	脫髮	促進表皮組織的活力，促進頭髮再生、有光澤	穀類、酵母、葡萄柚、乳酪、蛋黃、馬鈴薯、綠色蔬菜
維生素 B_6	少年白、頭髮乾燥、毛髮易變灰、生長不良，皮脂分泌異常	影響色素新陳代謝過程	含 B 群維生素食物，如穀類、豆類、動物心肝腎、奶類、蛋類和綠葉蔬菜等。多吃養血補腎的食物
維生素 B_7/H_3	掉髮	幫助身體分解蛋白質、脂肪，並供給健康的頭髮和指甲。促進頭髮生長	冷水魚、菠菜、杏仁、核桃、蛋、羊奶、草莓

微量元素	缺乏的問題	作用	可食用食物來補充
維生素 B_8/H	掉髮、皮膚病、皮脂分泌不正常	人體無法製造此維生素。幫助頭髮胺基酸同化作用對角蛋白的合成。促進頭髮生長	脫水蔬菜、牛奶、酵母、蜂蜜、蛋黃、菠菜
維生素 B_{12}	維護頭髮生長和製造髮色、治療掉髮	幫助紅血球將氧氣送到體內細胞，缺 B_{12}，影響髮細胞健康和黑色素產生	肉類、魚類、禽肉、海鮮、雞蛋
維生素 C	掉髮	抗氧化劑，增強免疫力，能對抗誘發掉髮的自由基，促進頭髮生長	香菜、菠菜、草莓、覆盆子、香蕉、蜂蜜、番茄、綠色蔬菜、蜂王乳、乾果
維生素 E	頭髮乾燥、掉髮	可抑制氧化反應，使末梢血管擴張，改善頭皮血液循環	杏仁果、黑芝麻油、橄欖油、大豆油、松子、花生、鮭魚卵、菠菜、蒲燒鰻魚、紅椒

缺少微量元素造成的頭髮問題

糖尿病兒童	糖尿病鉻的含量較低。影響毛髮生長周期、毛囊的再生過程，導致脫髮或毛髮生長不足
鬼剃頭	圓形脫髮症，微量元素「鉈」代謝失常，形成鉈中毒；缺維生素 D
白髮	缺鈣、錳、銅、鎂、鈉

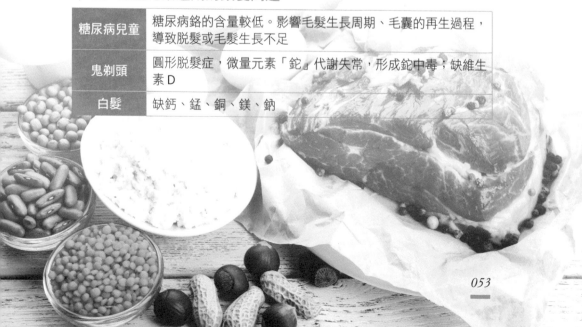

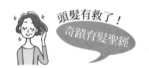

對頭髮甚至人體有害的微量元素

剪一撮大約 0.5 克頭髮，就能知道體內有哪些重金屬累積及含量。

驗出重金屬有兩種可能，食物或環境汙染，鉛、汞、砷、鎘、鋇、鉻、硒、銻，有害重金屬透過飲食、呼吸進入人體，多數於糞便中排出體外，其他在肝臟中解毒，由膽汁中排出；或由尿液、唾液、乳汁、皮脂腺和汗腺，部分從頭髮代謝出來。

另一種是空氣污染含重金屬 PM2.5，人體直接吸收後由血液代謝到頭髮，或頭髮直接吸收空氣污染，造成頭髮乾燥黃枯、白髮、掉髮。

除了老化之外，還有其他因素會導致頭髮變白：

黑色素細胞變少

DNA 和染色體老化，導致黑色素幹細胞生長停滯，DNA 和染色體尾端的端粒部分，隨著年齡老化，分裂次數增加，漸漸縮短引起黑色素幹細胞生長停滯，髮色變淺。

毛囊內黑色素細胞，只在頭髮「生長期」才製造黑色素，經過幾個生長週期後就會開始老化，當黑色素細胞老化，無法再生產黑色素給角質細胞，黑色素細胞會完全失去功能，使頭髮變白。

清除自由基的功能差

健康的黑色素細胞，清除自由基的功能佳，老化的黑色素細胞

清除功能差。黑色素細胞在製造黑色素過程中，累積了大量自由基，這些自由基會反過來破壞黑色素細胞製造黑色素的功能，導致毛髮生長速度變慢，白頭髮的產生。

亞洲人少年白機率高

亞洲人 25 歲前出現白髮，稱少年白（Premature hair greying）。平均到了 50 歲，有 1/2 的人佔 50％白髮。30～40 歲以下白髮佔 30％～40％；60 歲以上，白髮佔 50％～70％；而 40 歲白髮超過一半的人，患骨質疏鬆症機率比一般人多出 4.4 倍。

少年白的人缺維生素 B_1、維生素 B_2、維生素 B_6 和鈣，骨質密度較低，骨質疏鬆症及罹患心血管疾病機率高。台灣人現今白髮者年齡層下降，相較於十年前日俱增多，因白髮就醫年齡最小是國小三年級女生，白頭髮比例佔頭髮的 50％，亞洲人平均大約 30 歲～40 歲時開始出現白髮。美國骨病醫學聯合會指出，頭髮的顏色只會維持 45～50 年；2014 年韓國研究，少年白危險因子還包含家族遺傳、抽菸、肥胖。因黑色素細胞提早停止製造黑色素，只要父母或祖父母 25 歲前長白髮就會遺傳，說是家族遺傳不如說是遺傳家人的生活習慣病。最新發現情緒壓力、喝酒也會提高少年白機會。

要避開少年白的危險因子，就是避免抽菸、喝酒、維持標準體重、放鬆心情、均衡飲食，並補充抗氧化食物。

關於白髮的小常識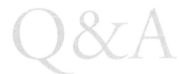

Q 為什麼白髮比黑髮長得快呢？

A：黑色素細胞會分泌黑色素，當黑色素轉移到角質細胞時角質細胞增生會變得緩慢，頭髮生長速度變慢，白髮因角質細胞不用接收黑色素細胞所分泌的黑色素，角質細胞的增生速度就會變快又多。

Q 「拔 1 根長 3 根」是真的嗎？

A：有些人很愛拔白髮，白髮拔掉會特別痛，又傷害毛囊，破壞周圍組織，久了反而讓頭髮受損長不出來。拔掉後新髮一樣是白色！拔一根當然不會變三根白髮，但不建議拔除，因為一個毛囊循環長新髮最多 20 次左右就長不出新髮來了。剪刀貼著頭皮將白髮剪掉是最好的方法。

Q 長白髮的部位有順序嗎？

A：全身毛髮中頭髮是最早變白的，女性常由前額髮線處開始變白，之後為兩側，最後往下到後腦勺底部；男性發生白髮的順序大多先出現在兩側，再由頭頂上方到後腦勺往下變白，當然也因個人體質而異，保養好就能回復年輕，當白髮黑回來時，會相反由下而上回復黑髮，只要好好執行本書黑髮 5 步驟，很快就能黑回來。

Q 為什麼我的白頭髮是灰色的？

A：黑色素細胞停止製造黑色素後，還會有殘存一些黑色素的碎屑，在頭髮完全變白前，會先出現介於黑跟白之間的灰髮。灰、白色頭髮與黑髮相比，毛幹較粗，生長速度也比較快。

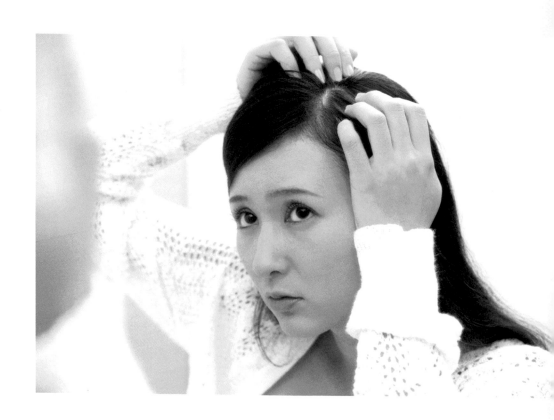

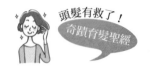

🗟 從白髮位置判斷身體哪裡不對勁？

五臟六腑是植物的根，根如果阻塞果實就沒有辦法開花結果，根部營養不足，內臟不健康頭髮沒有辦法健康生長，當身體有疾病，會先從頭髮開始變化。

頭髮是身體的一面鏡子，透視了身體狀況：

白髮部位	身體狀況
耳邊兩側、太陽穴兩側、額頭兩側白髮	過度用眼，視神經血管收縮不良，眼睛乾澀疲勞、視線模糊、易疲倦、睡不著、偏頭痛等症狀，脖子血管收縮差會肩頸痠痛，引起掉髮
耳邊頭髮變細掉髮、禿髮、白髮、頭皮發炎	經常耳鳴，嚴重蛀牙、牙齦疼痛、偏頭痛、關節神經痛
額側稀疏、白髮	肝膽火氣旺，睡眠不佳、口乾舌燥、上腹疼痛、眼睛酸澀、常引起肩頸痠痛
後腦勺白髮、掉髮、髮變細	膀胱氣虛，頻尿、分泌物多、咽喉、聲音沙啞、憂鬱

┃肝藏血，髮為血之餘，腎藏精，其華在髮，精血不足，黑髮不生

中醫認為頭髮與人的腎氣和肝血最為相關：「肝藏血，髮為血之餘」肝功能正常，全身各臟器及毛髮才能得到血液的滋養。而「腎藏精，其華在髮，精血不足，黑髮不生」頭髮是腎的外觀，毛髮營養來源於肝血，但根源在於腎。腎不好會提前衰老！當腎精充足，頭髮呈現為濃密、不易脫髮。腎為先天之氣，所以小孩子的頭髮髮質很好，不會看到頭皮屑的問題。

避開會傷害頭皮與頭髮的因素

染髮——請選擇天然護色護髮染髮劑

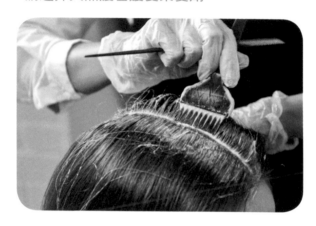

　　大部分市售染髮劑含有毒物質煤焦油染料，對苯二胺（簡稱PPD，化學全名為 Para Phenylene Diamine， 或是 p-s Phenylene diamine，1,4-diaminobenzene），PPD 使用在染髮劑上已有幾十年之久，是染髮劑中主要的過敏原，也是致癌物之一；PPD 為棕黑色染髮劑中必須的一種化學成分，尤其是永久性染髮劑。根據癌症研究機構指出，髮型師長久接觸 PPD 會造成膀胱癌，歐洲多國如德國、法國、瑞典曾立法禁止染髮劑使用 PPD。

　　英國有個婦人使用國際大廠牌的一款染劑，在家自己染髮，卻因對 PPD 嚴重過敏，而昏迷將近一個月，性命垂危。染髮雖好看，相對帶來很多壞處。染髮摧殘後，容易出現兩種頭皮問題：頭皮敏感、頭沾上染膏後洗不掉，頭皮髮質爛得不成樣。因為染髮劑是一種強酸的藥劑，染髮時是把皮質中蛋白質分解，如果把指甲放

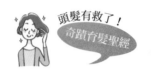
進強酸中一天，指甲就會因蛋白質被破壞而變軟，如果經過 2-3 次的染髮後，頭髮容易又粗又硬，沒彈性，慢慢出現毛髮稀疏。一個月至少染髮一次、長達十五年的人，患膀胱癌機率是一般人的三倍；而經常接觸染髮劑逾十年以上的美髮師，患膀胱癌機率高達五倍。

　　PPD 引發的過敏會使患者臉部或髮際線、肩膀或脖子出現紅腫、發癢，甚至產生濕疹症狀，若有藥劑不慎流入眼睛或染到頭頸部皮膚，應立即以水沖洗，並迅速就醫。過量的漂、染、燙或不適當的美髮產品會造成髮質嚴重受損。頭髮橫切面，經漂白後易受損害，染料透過頭髮角質層縫隙滲透至深層。而白髮因結構組成跟黑髮不一樣，髮質較粗糙，染劑也較難著色，維持髮色較費力。女性染髮也導致基因毒害，主要為經由頭皮皮脂腺，穿透細胞內造成染色體突變。永久性染髮常產生由金屬所誘導之自由基，當頭髮吸附自由基會造成角蛋白纖維損傷。在此建議選擇天然護色及天然頭皮保養品才不會傷了荷包又傷身。也盡量不要同時染、燙，以免傷髮質。

提醒：避免有阿摩尼亞的味道的美髮店，不燙頭髮也是個好的選擇

　　燙髮後頭髮留有一股臭味，是燙髮劑中的氨化學物質，具有刺激性，過敏性，另外 TGA（thioglycolic acid）乙硫醇酸、ATG（ammonium thioglycolate）乙硫醇氨，會傷害髮質，H_2O_2 雙氧水是褪色用，對頭皮侵蝕性強，會造成過敏傷害。這些成分會破壞頭髮

結構與髮質，造成一梳頭髮容易掉髮，髮質也變乾燥、容易打結，或是造成化學灼傷，燙髮劑會溶於毛皮質之脂肪中，滲透毛細孔到神經、血液系統。傷害神經系統之毛髓質。而殘留在頭皮表面會造成頭皮負擔，燙髮對頭髮傷害很大，頭髮的毛細胞受到打擊就會停止活動，加上次數多易使頭髮失去光澤、頭皮發癢、紅腫、破壞黑色素、頭髮易變脆而脫落、頭髮長不出來。

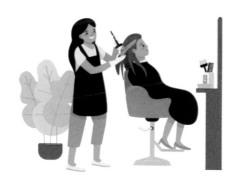

│ 電熱器破壞髮質、髮色──使用前先抹護髮油，溫度不可過高

捲髮器、電熱造型梳、吹風機等，會因高溫傷害頭髮。頭髮表面帶負電荷，化學性破壞例如：永久性燙髮、化學弛緩、染色及漂白，或物理性因素例如：梳、擦、過熱的水與界面活性劑洗頭與吹乾等動作，會破壞髮質，造成內角質空洞生成、取代斷裂和角質細胞分裂。角質剝落由兩種方式發生。在頭髮的皮質空洞現象，通常於超微結構纖維間隙，於細胞膜複合物和黑色素顆粒周圍，黑棕色頭髮皮質的黑色素顆粒遭受破壞，顏色會開始變黃。明亮度的增加

與空洞（角質層/皮質層）數量的增加有關。而過度使用燙髮藥品，亦會減少毛髮中色素的含量，使原本烏黑的髮色漸漸改變，由深到淺，最後變成棕黑、棕黃到黃色，甚至導致白髮。過度的染髮或燙髮，會導致頭髮傷害。建議避免過度使用造型器。

紫外線對髮質的傷害──外出時撐傘或戴帽子、擦天然防曬油

陽光中的紫外線是頭髮的頭號大敵，頭部位於身體最上方，所以脆弱的髮絲受到陽光傷害約是皮膚的三倍。在紫外線強、空氣稀薄的地方，會破壞頭髮蛋白質，導致頭髮內部結構受損。UVB 會讓頭髮生長緩慢及黑色素明顯減少，長期日曬頭髮易氧化，導致髮色變淺、變乾、失去彈性並且脆弱。若長時間曝曬，沒有防曬措施，即使沒染髮，髮色也會變淡，這是因頭髮被氧化了，髮質會明顯受損，變乾澀粗硬，缺乏韌性而易斷裂分岔。頭皮的膠原蛋白彈性受到破壞，頭皮會變硬，毛孔會收縮起來。而紫外線的傷害大約 3 個月以後出現，例如 7 月曬到太陽，大約 10 月份會出現容易掉髮的狀況。市售防曬品中有 60％都添加羥苯甲酮（oxybenzone），可能會干擾荷爾蒙或致癌，使用前需慎選。

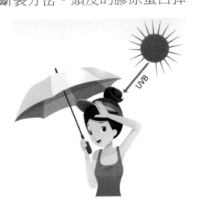

游泳、海邊戲水──游泳前可擦護髮油

一般泳池會加入氯等化學物質作為消毒劑，會侵害髮質，海水鹽分、溫泉的硫磺，游泳池裡的氯化物等，會讓亮麗髮絲褪色、髮

質變乾。因長期暴露於紫外線下，水會產生類似漂白劑的化學作用，在室外長時間游泳後，會感覺頭髮顏色變淡、髮質變差。而海邊則是因「鹽分＋細砂」，會損害髮絲。游泳前、海邊戲水也可以擦護髮油，結束後必須立刻用洗髮乳洗乾淨，讓頭髮和水之間有隔離，避免陽光、水質傷害。

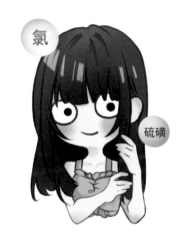

冷暖氣會讓頭髮乾燥——吹冷氣時盡量穿著保暖的衣服、襪子，喝溫開水

「萬病起於寒」，長時間在冷氣房，身體在低溫狀態，內臟受涼、消化力減弱，手腳易冰冷，新陳代謝循環變差，致身體無法排汗，顯得容易疲勞。太冷的狀態下，運送營養的血液漸漸不往頭皮流動，毛細孔因而收縮不良，身體末梢血液無法往頭部輸送到毛髮，頭髮就無法健康生長，造成身體惡性循環，分岔多、掉髮、頭皮屑。身體循環有關頭皮健康更是全身性的問題，頭髮會失去彈性光澤，寒冷的氣候較乾燥，頭髮會失去水份變得乾又硬。建議吹冷氣時盡量多喝溫開水、別喝冰水，穿著保暖衣服、襪子、圍巾，睡覺時最好蓋好棉被，避免身體虛冷。而若開暖氣，也會增加頭髮、頭皮乾燥，頭髮失去光澤產生分岔。

｜騎車風吹頭髮變毛躁——將頭髮綁起來

許多人都以機車當成交通工具，在騎車過程中頭髮經過強風摧殘，髮絲不只被風吹到毛躁，更麻煩還會「打結」。建議騎車時最好把頭髮綁起來，但勿綁過緊，太用力拉扯頭髮會讓髮絲斷裂和發炎。

｜外出旅遊——帶自己慣用洗護品

各國氣候、水質、環境不同，甚至使用飯店的洗髮沐浴乳也可能影響髮質，加上長途奔波，有時也會急速老化，最好還是帶自己慣用的洗護品比較呵護自己喔。

白髮問題只能選擇染髮嗎？

｜染髮只可短暫性遮住白髮

染髮可短暫遮住白髮，但染髮有時效性，有些人半個月染 1 次，有些人 1-2 個月染一次，染、燙或不適當的美髮產品透過角質層縫隙滲透至深層，造成髮質嚴重受損。而白髮因結構組成跟黑髮不同，髮質較粗糙，染劑較難著色。染髮除了傷身外，也傷錢包，因為染後新長出來的頭髮還是白的，無法有效對抗白髮。

｜染髮劑的含毒物質可能有致癌風險

染髮也導致基因毒害，經由頭皮皮

脂腺，穿透細胞內造成染色體突變。染後更發現髮質受損分岔、頭皮有痘痘、敏感；若頭沾上染膏後洗不乾淨，含有毒物質甚至有致癌危險性。美國明尼蘇達州的女性白血病 40％ 患者與使用染髮劑有關。大部分市售染髮劑含有毒物質煤焦油染料，對苯二胺（簡稱 PPD，化學全名為 Para Phenylene Diamine，或是 p-s Phenylene diamine，1,4-diaminobenzene），為棕黑色永久性染髮劑的必須成分。染髮劑為主要過敏原、致癌物。歐洲早已禁用。

罹患膀胱癌機率是一般人的三倍

一個月至少染髮一次、長達十五年的人，患膀胱癌機率是一般人的三倍；而經常接觸染髮劑逾十年以上的美髮師，患膀胱癌機率高達五倍。PPD 引發的過敏會使患者臉部或髮際線、肩膀或脖子出現紅腫、發癢，甚至產生濕疹症狀。

染髮真傷身啊！建議選擇天然護色及天然頭皮保養品才不會傷了荷包又傷身。也盡量不要同時染、燙以免傷髮質。

除了染髮我還有其他選擇嗎？每天使用無毒頭皮精華液黑髮就變多

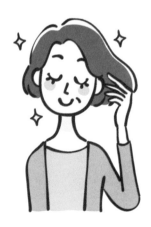

建議使用有利微量元素的頭皮護髮品，讓頭髮回復黑髮速度比補充飲食效果更快，多吃含微量元素、維生素和蛋白質含量高的食物，也有護髮輔助作用，改善白髮和掉髮。

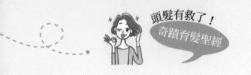

專欄　純天然活化黑髮液，呵護你的頭皮

　　失眠、情緒、外食加速白髮產生，ALIESSENC 研發黑髮專利突破技術，以純天然植萃含 COSMOS 有機認證成分，不添加任何化學原料防腐劑，以紅蘿蔔發酵濾過物為抗菌劑，以小分子奈米金（52nm）共振萃取植物活性原料，超滲透細小分子頭皮易吸收。

　　最特別的是，純天然活化黑髮液添加花精花波，用以改善對抗因壓力情緒產生的頭皮老化，不添加任何化學原料，活化黑髮，重現你的自信光采。

　　◎成分：花精花波、依蘭精油、天竺葵精油、檸檬精油、何首烏、蒽醌、人參、維生素原 B$_5$ 五大奇蹟功效的關鍵

關鍵一：花精花波，鎮定情緒

　　現代醫學研究情緒壓力是白髮的首因，情緒壓力過大導致腎上腺素升高 DNA 受損，緊張、驚嚇、恐懼、憂傷，造成免疫力差，分泌黑色素功能發生障礙，使白髮劇增，急速老化。花精花波可穩定情緒，對抗因壓力情緒產生的頭皮老化，要恢復黑髮從鎮定情緒、靈魂開始。（更多花精說明可參考 P.127）

關鍵二：何首烏，補給毛髮黑色素

　　何首烏是中國黑髮聖藥，超科技萃取何首烏酚類，蒽醌、人參中含硒、鋅、多重植萃及礦物質，促進黑色素細胞合成，促進新生黑髮生成。

關鍵三：天然植萃，強化毛髮

桑白皮使毛鱗片變粗壯，迷迭香含馬鞭草酮有烏髮功效。

關鍵四：天然精油，甦活黑色素細胞

化學香精對神經傷害大。以純天然精油香氛代替化學香精，芳香分子透過嗅吸傳遞到大腦，幫助神經放鬆。依蘭、天竺葵、檸檬精油調出香水般的黑髮液，能放鬆身心；依蘭、天竺葵精油萃取「酚」可清除老化黑色素細胞中過多的自由基，活化黑色素細胞。

關鍵五：奈米科技重生毛髮

一般保養品分子大，真正滲透皮膚的有效成分不到萬分之一。奈米黃金（52nm）與植萃共振後產生小分子活性植萃，使深層組織滲透吸收，再由角質細胞傳送黑色素到皮質層，使頭髮變黑。

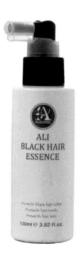

CHAPTER 4

掉髮的救星，
養出健康的頭皮

| 你給人的第一印象，通常沒有第二次機會

美國心理學家洛欽斯（A.S.Lochins）首先提出「首因效應（Primacy Effect）」，當人們看見你的第一印象，就影響了人們對你的看法，很難輕易改變，即先入為主效應。大多數人以貌取人，通常第一次見面的黃金七秒鐘，就已決定了你給人的感覺。尤其髮型，是形象不可或缺的功臣，若能擁有一頭烏黑發亮的頭髮，會使人看起來更年輕、更閃閃動人；若髮量少、髮際線後退的話，也能修剪成髮量看起來較多的短髮造型，視覺上會營造出較為蓬鬆的效果，看起來也清爽。

落髮原因百百種，你是哪一種？

毛髮與身體的健康狀況息息相關，甚至比血液反應的健康信息更多，頭髮的確是人體新陳代謝系統的一面鏡子，現代科學從頭髮中取出基因便可診斷出身體罹患了何種疾病，禿頭也與基因遺傳相關，有家族禿髮基因者，禿髮機率大於一般人的 7 倍，話雖如此但生活習慣病才是遺傳禿髮更重要的因素，若說遺傳體質不如說遺傳

了飲食生活習慣。而一根異常的頭髮也代表體內有 1 千萬個細胞異常，禿頭者常有氣血循環不良、貧血、下肢浮腫現象。若下肢從膝關節以下的皮膚發亮，為貧血的象徵，貧血也會引起頭部毛囊發育不完全而成為禿頭。而戀愛期中的少女，性激素平衡內分泌正常，細胞代謝正常，頭髮就會變得柔順亮麗。從頭髮的光澤度、白髮、掉髮狀況，可以一眼看出一個人的健康、身心理狀態！

自然老化會掉髮、白髮，是端粒的細胞老化，端粒存在於染色體的尾端，端粒的長度就像計時沙漏，每分裂一次端粒尾端就會減少一點點，當沙子漏完時，細胞便不再分裂而老化，隨著複製次數的增加，端粒會持續縮短，當縮短到沒有就是老化過程，毛髮細胞也是經歷同樣的過程逐漸的衰老。如果增加染色體的長度就能延緩衰老。研究發現中藥材當歸可延長端粒的長度。

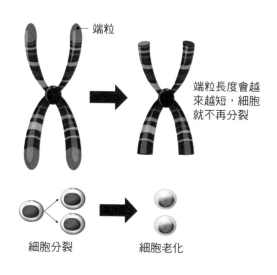

端粒

端粒長度會越來越短，細胞就不再分裂

細胞分裂　　細胞老化

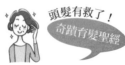
先天性原因：

1. 遺傳因子：英國倫敦大學研究團隊認為導致禿頭遺傳基因，是存在父母遺傳的第二十對染色體，發生機率是父母完全沒有禿頭的 7 倍。

2. 發育不良：自出生就沒有頭髮或髮量少，是因先天性毛囊發育不良。

3. 雄性激素多：頭皮內的一種叫雙氫睪酮的雄激素（簡稱 DHT）濃度分泌過高，使頭髮的生長周期變短，毛囊變小，頭髮細軟，毛囊就開始萎縮退化開始掉髮。女性的雄性激素過多會造成 DHT 增加，而引起多毛症。

4. 功能失調：基因遺傳、內分泌異常失調，例如：甲狀腺功能亢進及低下，導致禿頭現象發生。

5. 自體免疫疾病：如紅斑性狼瘡、脫毛症（Alopecia），是當身體免疫系統攻擊自己的細胞及毛髮，使頭髮脫落、色素流失。

後天性原因：

1. 發炎性落髮：包括圓形禿（俗稱鬼剃頭），紅斑性狼瘡、梅毒、嚴重的毛囊炎或脂漏性皮膚炎都會引起落髮。

2. 非發炎性落髮：藥物或疾病引起的落髮（如甲狀腺亢進、化療藥物等）、缺鐵性落髮（營養不良）、及壓力性落髮（如睡眠不足、女性懷孕、分娩、減重節食）等。

3. 飲食營養不良：蛋白質的攝取不足或缺鐵性貧血狀態。

4. 減肥不當：減肥時避免造成營養失調而掉髮，可少吃含糖食物，避免掉髮還能瘦身喔！

5. 內服藥物：服用不當化學治療藥物、抗凝血藥物、避孕藥物、紅斑性狼瘡藥物、過量之維生素 A 等，都可能引起掉髮。藥物會散佈到全身，而毛囊對化學藥物較敏感所致。然而有些病患接受合併放射化學治療的非頭部照射，也會影響禿髮。內服藥物後依掉髮的快慢分成三類：（1）接受癌症的化學治療、治療痛風的秋水仙素、紅斑性狼瘡或水銀中毒，很快在服藥後一至三個星期就發生大量掉髮。（2）治療乾癬、躁鬱症、深部靜脈栓塞的藥物、某些精神藥物，則約在服藥後二、三個月才產生掉髮的現象。（3）服用避孕藥的婦女，若家族中有雄性禿的遺傳，則服藥期間可能掉髮會增加，此時可考慮改換別類的避孕藥。在停止使用避孕藥後二至三個月可能會發生類似產後掉髮的情形。

6. 老化：髮根微血管循環不良、心理壓力、飲食、外傷、感染、毛髮結構缺陷、其它疾病。

7. 生理性型：慢性疾病、生產、重病、化療、燙傷等。

8. 感染型：細菌或黴菌，像是香港腳、梅毒、頭癬，嚴重者會造成永久性脫髮。

9. 放射性治療：一種局部治療，放射治療時腦部、頭頸部分會掉髮。

10. 內分泌與新陳代謝：包括甲狀腺亢進或低下（甲狀腺失調），泌乳素太高，卵巢或腎上腺腫瘤導致的男性賀爾蒙

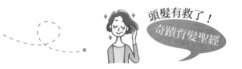

太高，都可能使掉髮增加，尤其是女性，須特別注意。此外，女性也有可能因缺鐵性貧血而導致明顯禿髮。

暫時性原因：

1. 情緒影響：因壓力、精神、情緒等因素有關，造成局部的塊狀禿髮，屬暫時性落髮。如：圓形禿型（俗稱鬼剃頭）、強迫症。

2. 生理性掉髮：嬰兒出生後數週內或產婦在生產三個月時，頭髮突然快速脫落，但會自動恢復正常。

3. 重大事故：當遇到重大事故，會使許多頭髮同時由生長期提早進入休止期，而在二至三個月後出現重大掉髮，但這種掉髮通常都會自己痊癒。

頭髮掉在哪，哪裡就生病了

頭髮會反映出身體的健康狀況，我們從頭髮的色澤、髮質、掉髮的地方與數量可以對應出身體的各種狀況，請參考下表，針對有問題的地方積極治療，也能讓頭皮與頭髮盡早恢復健康。

頭髮髮量狀態	對應身體狀況
頭髮變黃、大量掉髮	與免疫系統有關，有可能是： 1.糖尿病前兆 2.紅斑性狼瘡 3.神經過度刺激 4.產後 5.病後 6.營養失調 7.藥物、癌症

頭髮髮量狀態	對應身體狀況
前額中央白髮、掉髮、髮際線越來越高	脾胃消化不良、鼻塞、記憶力減退、精神狀況不佳、手腳冰冷，勿食冰涼食物
頭皮油，頭頂掉髮多	腸胃不佳、噁心口臭
女性髮質變粗、全身毛髮增多、增長	雄激素偏高
頭髮變細軟，髮線上移	雄激素分泌過多，導致形成許多 DHT 破壞毛囊
直髮變成波浪型捲髮	情緒焦躁、不安、失眠、自律神經失調
頸部以上髮際頭髮成波浪狀	女性生理機能失調、下腹部疼痛
少年掉髮	先天不足，後天多病，氣血循環不佳、營養不良，造成頭髮變細易掉
黑髮逐漸變為黃褐色或淡黃色	1. 甲狀腺功能低下 2. 營養不良中度缺鐵性貧血 3. 大病初癒等，導致體內黑色素減少
掉髮、毛躁	營養不均衡、產後、病後，或「牙齒」出現問題、不正確的減重
頭髮乾枯、分岔易斷	神經質導致長期失眠，雄激素偏低，胃腸功能和內分泌異常所致。缺少人體必需的礦物質或維生素、蛋白質，如鈣、鐵、鋅等有關。多吃紅魚、胡蘿蔔，多喝柳橙汁幫助人體吸收鐵；多喝水，避免身體脫水
易掉髮禿頭	肝臟儲存血液，因肝臟功能變差，頭皮的血液循環不足，頭髮就不會有營養，容易掉髮 消化系統功能差，營養吸收不良，導致髮質變差
鬼剃頭	為圓形脫髮症，與精神緊張有關，以及自體免疫性疾病，導致淋巴球攻擊毛囊而出現的急性發炎症狀，也可能因肺炎、腎炎、肝硬化、貧血、營養不良等引起
18～ 20 歲左右，M 字額頭	卵巢疾病、癌症有關

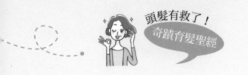
專欄　現代掉髮原因面面觀

🖌 壓力型掉髮──禿頭年齡層越來越年輕化

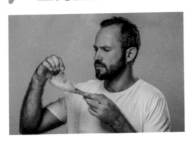

現代髮型成了審美、宗教、社交、顯示社會地位的外在標誌，年輕人為追求流行改變髮型，禿頭卻因無法追求時尚而煩惱，禿頭不再是中老年人的專利，而是年輕人的專利。有些人想尋求治療而使用了化學藥劑，不但沒有實際改善，反而變得更嚴重，使原本的頭髮更顯稀疏、脆弱，更沒自信。俗話說「十個禿子九個富。」是真的嗎？隨著年紀增長，髮際線越來越高，頭髮出現問題也使身體健康狀況亮紅燈。

根據統計，台灣超過六十萬人有不正常掉髮或白髮的困擾。行政院衛生署統計數據，40 歲以下禿頭的男性竟佔八成，而未滿 30 歲就脫髮的也有三分之一。大紀元麥迪綜合報導，過去禿頭多是 40 到 60 歲的中年男性。三立新聞報導因每天喝含糖飲料狂掉髮，就醫最年輕竟就讀國一。掉髮年齡層年輕化，這種情形不僅台灣為然，也可說是世界性的趨勢。

┃ 禿頭最嚴重的國家，壓力恐是掉髮首因

全世界哪個國家禿髮者最嚴重呢？歐美國家一舉包辦前 13 名，禿髮者比例以捷克居冠，與西班牙和德國名列前三名；亞洲地

區的禿頂榜首則是日本，第二是香港，台灣排第三，為全世界第18 名。專家認為日本人壓力為全球第一名，可見壓力是造成禿髮的首因。恐怖的食品添加物及髮妝品、洗護產品中化學成分含量高，也可能是禿髮的成因。另外科技發達，生活型態改變，步調緊湊，壓力大、煩惱多、氣候、飲食、遺傳、疾病生理機能失調…種種因素，使禿頭者在心理上生病，相較於白髮更讓人傷心。

情緒使蛋白質的代謝再利用發生障礙，無法提供頭髮所需的營養，讓頭髮異常，如枯黃、分岔、斷裂、變白、掉落。而臨床觀察，頭皮發炎、頭皮屑多，也會增加掉髮；30 歲出現頭髮狀態不健康有掉髮、白髮的人，應該改善生活的習慣，注意飲食還要有適度的休息，盡量不要過度用腦！還必須做好頭皮的護理與保養，頭皮保養也有助於頭髮恢復健康。

🖊 化療型掉髮——身體狀態影響落髮程度

後天的掉髮原因裡，化療是最明顯造成落髮的原因。化療的原理是為了消滅體內快速生長的癌細胞，因為化療除了殺死癌細胞之外，對任何快速生長分裂的毛細胞也會進行攻擊。例如髮根中的細胞。頭髮、睫毛、眉毛或是其他部位的毛髮，都有可能被藥物所影響而引起毛髮掉落。每個患者對這些藥物的反應都不同。在開始化療的幾週內，你可能會有部分或全部掉髮。

接受化療後約第 3 週左右會開始掉髮，這是暫時性掉髮，通常頭髮約治療後 3 至 10 個月會長出頭髮。剛開始有些人可能會覺得頭皮有輕微疼痛。通常治療完後新生的頭髮，有可能顏色和髮質變

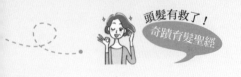

得不太相同，髮質變得較捲曲，或是顏色較淡，但這些現象會隨著身體的康復逐漸回復原本的髮質。

　　約有 1 年時間需要戴假髮，這時可仔細地選擇最適合自己的商品，有保暖、裝飾、防曬的作用。短髮能讓掉髮不那麼明顯，很快就可以回復原本髮型，建議在掉髮開始前就先剪短頭髮，開始掉髮後，外出時，穿著深色系服飾較為適合。而在室內可綁頭巾或使用毛巾帽，使脫落的毛髮易於清理。打掃時，建議利用滾筒式或是寬面膠帶清理掉髮，這都是相當好用的工具。

哪類藥物比較容易造成掉髮？

　　高劑量、靜脈輸注、間歇性給予化療藥物，發生掉髮機率較高，而合併治療造成掉髮的機率大過於單種的藥物使用。

如何做才能降低化療產生的掉髮量呢？

　　降低頭皮的溫度使血管收縮，血流量降低，減緩毛囊代謝速度，以及降低進入細胞的藥物含量。但頭皮降低的溫度要低於 24℃，所以可能造成病人的不適或引發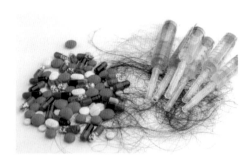頭痛，但一般來說，約有 50～80％的病人因此降低掉髮狀況。目前沒有藥物可以有效的預防化療引起的掉髮，因此維持健康的身體是最重要的喔！

禿頭是男人的夢魘，選對髮型就解決！

若已是禿頭的你，還是有很多方法可以給人好印象，除了剃光頭、戴髮片、戴假髮解決，還可以選擇適合你的造型，凸顯屬於你的個人魅力。以下列舉一些髮形可供參考，能掩飾白髮、禿髮等缺點，禿頭不要緊，要緊的是找到適合你的風格造型，禿得時尚有型，給人優質形象！

M 形禿適合的髮形——平頭（Buzz Cutt）

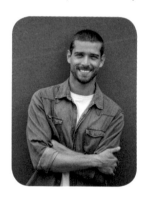

若你的頭髮在額頭兩側開始變薄，就是即將步入初期 M 形禿，雖然髮際線後退，但這樣的你很適合小平頭髮型喔！當過兵的人都不陌生吧？平頭是男人常見髮型之一，給人簡單清爽、經典硬漢印象的髮型。

千萬避免遮遮掩掩！很多人在髮量少處想留長髮掩蓋禿頂，但如此反而強化了缺點，只會使頭髮稀疏的部位變得更明顯！頭髮短，髮根就容易站立，看起來較密集，視覺上掩蓋了禿髮位置。

🧴 圓形禿、嚴重 M 形禿、O 形禿適合的髮型——全光頭

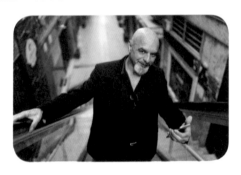

　　圓形禿、嚴重禿髮如果剃光頭五官會變得立體、清爽有神。或許留個鬍子也會很有個性型。

🧴 髮量多但髮際線後退、M 型禿、整體髮量偏少——短版飛機頭

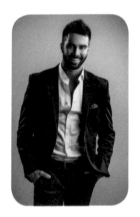

　　兩側剪短、頭頂的頭髮較長（但建議不能過長），能使頭頂髮量豐盈，掩飾頭頂稀疏！髮際高的人智商高、思考力強，凡事皆能舉一反三、好奇心重、求知慾強。

M 型禿、頭頂髮量偏少、自然捲、整體髮量偏少——燙捲搭配削邊頭

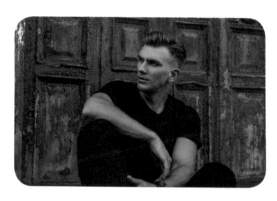

　　兩側頭髮剃短、頭頂及瀏海留長燙捲，很適合瀏海稀疏的型男髮型。燙捲後看起來有蓬鬆感。

　　千萬避免用髮油、髮蠟讓頭頂服貼，如此髮量看起來會更稀疏；或是時下流行的油頭，將頭髮從前面向後梳，看起來會顯得油膩，若使用劣質的髮油、髮蠟，更會再次傷害頭皮。

如何改善掉髮的困擾？

　　掉髮開始後，因為頭皮會變得脆弱易受傷，梳子的選擇上請選擇偏軟的材質，避免選擇塑膠梳，最好選用梳齒稀疏的木質或竹子天然材質的梳子，齒端選擇圓潤光滑的。長髮應選擇粗齒的梳子，可減少對頭髮的拉扯，洗髮乳請選擇低刺激度的弱酸性洗髮乳（可以參考第六章）。在洗頭時，因為頭皮相當脆弱，手指搓洗按摩的動作也請輕柔（可以參考第七章）。同時，在掉髮期間請避免燙髮或染髮，因為兩項都會對頭皮及頭髮造成強烈刺激及損傷。

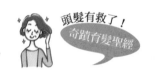
每個人都知道落髮的嚴重性，但是最重要的是如何避免、改善與治療，平時養成預防的習慣，落髮問題自然不找上門，後面將一步步帶著讀者一起改變！

生髮秘方大比較 —— 我該選擇哪一種？

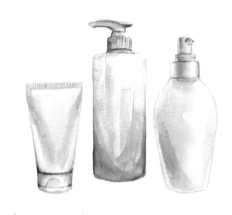

Watercolour Spa Clipart

陳小姐使用知名品牌生髮液，成分有很多化學藥性物質，使用1個月後發現有長幾根細細的毛，但只維持約 3 星期就掉光了，為什麼呢？因為市售有 98％的生髮液都是添加西藥、雌激素、化學藥劑、防腐劑。雖然使用前期確實有少許細毛長出，但髮質越細越容易掉，因此無法維持，等於浪費金錢，選購時還是以選擇天然成分的品牌，才能避免副作用。

× 含酒精成分生髮水

市售生髮水大約 50％ 都是含酒精的成分，酒精的好處是可使有效成分讓皮脂溶解，把成分帶到毛細孔裡面，但酒精具有強烈的刺激性，會造成毛母細胞受損，酒精揮發的同時會帶走水分，讓頭皮變得乾燥缺水，可能導致頭皮屑形成，甚至荷爾蒙失調，酒精會讓頭髮變得越來越稀少，而且囤積過多毒素，挑選生髮水時，建議不要選含藥用酒精成分生髮液。

× 含油質生髮液

容易阻塞毛囊，油脂逆流到毛孔裡，讓頭皮發炎，長期使用甚至會造成皮膚過敏。使用三個月後頭皮容易長小禿疹而發癢，會長出纖細短小的頭髮，摸起來不像是自己的頭髮。因為頭皮並非在充足的營養狀態下生長的緣故，雖然長出很多胎毛般的細小毛髮，卻始終無法長出堅韌的毛髮，毛髮無法變長就容易脫落。不要選擇油性的頭皮精華油，而且天天做保養容易阻塞毛孔，造成發炎。

× 含雌激素生髮液

世界衛生組織將雌激素列為一級致癌物，雌激素與多年前的塑化劑非常相似，都屬於環境荷爾蒙的一種，常添加於洗髮乳和保養品中，長期過量使用會導致女性卵巢癌、子宮癌乳癌，孩童性早熟。歐盟、東協及加拿大等國家均禁用，台灣仍准予一般化粧品限量添加 Estradiol（雌二醇）、Estrone（雌固酮）及 Ethinylestradiol（乙炔雌二醇）等 3 種雌激素。

｜✕ 知名品牌生髮液

某知名品牌原本是做降血壓藥劑，但有消費者使用後引發全身性多毛症副作用，廠商以此為契機開始轉向頭皮外用藥。但使用此產品長出來的頭髮細短，停藥後 3 個月內效果會消失。過去生產了很不錯的生髮液，這麼多年來他們的行銷一直做得很好，但是在過去的年代，最常見的生髮水還是較油膩，若有其他選擇產品可以試試看清爽型的。

｜✕ 民間毛髮治療

曾有民間偏方相傳，只要在禿髮部位塗生薑、大蒜、鹽，或把女性荷爾蒙直接塗在表皮上，或以避孕藥洗頭，可以刺激毛髮生長，卻非完全適合每一個人。禿髮能否治癒，應先找出禿髮問題，用對方法才有回復髮量的機會。

｜✓ 天然植萃成分生髮液

不含精油成分、不添加香精、防腐劑的生髮液應該是你的首選，而且要選清爽型，才不會讓頭皮增加毒素殘留風險，化妝品工廠廣泛生產添加化學成分的保養品，因成本低、利潤偏高。

｜✓ 提供滿意保證

你買電器會買有保固的嗎？當然會！亞莉健康生技提供滿意保證，使用零風險。無效包退，讓人安心又放心，增加了很多信任度和保障。

✓ 純天然生髮水

　　ALIESSENC 知道防腐劑、香精對皮膚、頭皮的毒性後，為人類貢獻，不分晝夜日日研發，經歷一次次失敗，倒掉無數桶昂貴配方，終於找到科學與植物的火花，本草綱目提到「水為百藥之王」，自古以來水是中醫藥典中最重要的藥材。將草本成分轉化為好吸收的奈米小分子，成功打造白髮逆轉黑髮生髮產品，選擇天然的抗菌劑亮肽（亮肽是一種紅蘿蔔發酵液），加入具抗菌力天然成分與精油。水是最好的導體。再生活髮液完全不添加化學抗菌劑及防腐劑，以天然科技取代化學成分，至少持續使用三個月到半年，效果會很明顯，長出的新生髮會比較健康粗壯，不容易脫落。

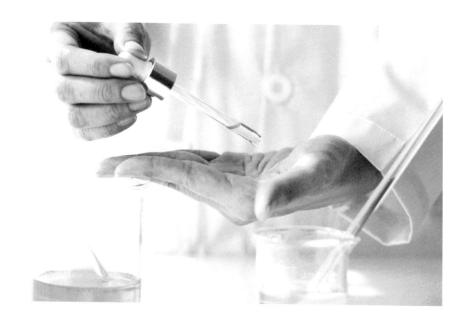

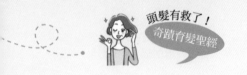
專欄　地表最強再生活髮液

植物要澆水、施肥才會長得大又健康，頭皮要選擇植萃頭皮精華液，早晚使用一次，頭髮才茂密，再生活髮液以小分子奈米金（52nm）共振萃取植物活性原料，超滲透分子細小，頭皮易吸收。最新調查指出掉髮首因為壓力引起，添加花精花波，改善對抗因壓力情緒產生的頭皮老化，以天然紅蘿蔔發酵濾過物為抗菌劑，純天然有機含 COSMOS 有機認證成分，不添加任何化學原料，增加髮量，增寬髮徑，使頭髮不易脫落。

再生活髮液 5 大生髮機制

成分：花精花波、依蘭精油、檸檬精油、人參萃取液、鼠尾草萃取液、桑白皮萃取液，迷迭香萃取液、維生素原 B_5、維生素原 B_3。

關鍵 1. 強化毛髮

薄荷精油強化頭皮的厚度和毛囊深度，桑白皮強韌毛鱗片使毛鱗片變粗壯，迷迭香含馬鞭草酮可以活化毛囊組織，促進生髮功效。

關鍵 2. 去油抗菌

薄荷醇、檸檬精油含有的檸檬烯、維生素 B_5，改善因皮脂旺盛造成細菌感染頭皮發炎，幫助頭皮抗菌。

關鍵 3. 加入花精花波——鎮定情緒

　　現代醫學研究情緒壓力是掉髮首因，壓力過大導致荷爾蒙內分泌失調，產生禿髮掉髮。花精花波可以穩定情緒，對抗因壓力產生的頭皮老化，防止毛囊萎縮。

關鍵 4. 活絡強健髮根

　　運用超科技萃取薑的薑辣素、人蔘的皂甘、桑白皮的黃酮類，促進血液循環，加快頭髮生長速度，活化休止期的毛囊強健髮根。

關鍵 5. 奈米甦活重生

　　依蘭精油可以刺激頭髮生長，一般保養品分子大，真正滲透皮膚有效成分不到萬分之一。奈米黃金（52nm）與植萃共振後產生小分子活性原料，使頭皮深層組織滲透吸收，促進頭髮生長。

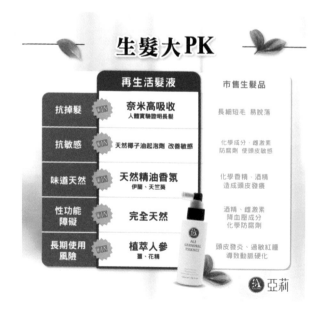

CHAPTER 5

治療掉髮的
中西療程面面觀

西醫的禿髮治療方式

1. 植髮手術

　　嚴重禿髮在尋求過各式方法無效，已無他法才去考慮植髮手術，最主要目的是幫禿髮患者增加頭髮密度。植髮是重新分配頭髮的位置，將後腦勺的頭髮移植到掉髮的位置（後腦勺的頭髮不容易掉，所以也稱永久髮），就如花盆移植，有時花移植不一定會繼續生長，所以必須確保移植的每一個毛囊，在分離過程中盡量保留不受到傷害，才能讓移植的每一個毛囊都能長新毛髮。但頭皮經過多次的摘除後可能會造成頭皮疤痕增生，傷口硬化的現象，通常年輕人不太建議植髮，植髮手術花費會較高，須評估自己的預算再進行。

2. 使用藥物

　　治療禿頭內服藥物有柔沛專治雄性禿，以及 proscar 等，女生及未成年請注意絕不可使用，因為服用後會產生副作用：性無能（Impotence）、性慾降低、及射精精液減少等情形。因此注重身體

健康者，不建議用此法治療，以免損財傷身。

中醫針對圓形禿的治療

以中醫的說法，圓形禿屬於一種突然發生的脫髮病證，其病因複雜，而西藥尚無有效療法，且其治法有一定副作用，因此尋求無毒、無副作用的中藥與針灸進行治療具有現實意義。我們從中醫病因病機、中醫辨證論治與針灸治療研究等方面進行文獻的整理歸納。由臨床研究結果來看，針灸治療圓形禿有一定的效果，尤其以辨證論治用中藥、辨證循經取穴針刺、局部梅花針叩刺、脫髮區火針點刺，再結合薑為主的綜合療法效果更佳，建議臨床推廣治療。

中醫辨證分型治療

中醫認為發生為肝、腎、氣、血功能失調，風邪入侵，致經脈不暢，髮根失養所致。

毫針針刺療法

「阿是穴」是指以病痛局部或與病痛有關的壓痛（敏感）點作為腧穴（又稱壓痛點）。《千金方》中記載：「即得便快或痛處，即云阿是，灸刺皆驗，故曰阿是穴也」。現代醫學透過在脫髮區用毫針針刺療法加電針治療斑禿患者，有達到一定的療效。

(1) 梅花針療法

梅花針屬於皮膚針，為叢針，淺刺療法。它具有疏通經絡，調和氣血，促進臟腑功能恢復正常，從而達到治療脫髮的目的。根據經絡理論，用梅花針扣刺體表皮膚，能夠達到調整臟腑虛實，調和

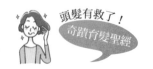
氣血，通經活絡，平衡陰陽的治療作用，能夠改善局部血液循環，以達到調和人體營衛氣血的目的，促進毛髮生長。而現代醫學亦通過血液變化及甲襞微循環檢測證實脫髮患者皮損中存在「瘀滯」，故活血化瘀變成治療脫髮的常用方法。

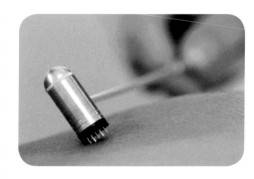

用梅花針叩刺脫髮區，能使毛囊周圍的血流量增多，氣血運行旺盛，疏通經絡，促使毛球細胞的分裂活動增加，從而增強毛囊的活性以疏導局部氣血，促進毛髮新生。

(2) 梅花針的綜合療法

於博文研究電動梅花針，對連續脫髮的區域使用連續電波的梅花針來刺激患者。治療結果說明，電動梅花針具有梅花針和電針刺的雙重功能，不僅調節經絡和經絡，還可以促進氣血和血液循環，改善局部血液循環而不損害皮膚。

梅花針具有疏導局部氣血，促進頭髮新生的作用，用現代醫學的理論來說是激發調整神經機能，旺盛局部血液循環，調節內分泌和神經系統，提高人體的免疫功能，從而達到治療目的。

(3) 火針療法

《黃帝內經》中的「燔針」是火針療法的最早記載，而張仲景稱其為「溫針」、「燒針」。中醫學認為火針能溫通經絡、調和氣血，從而增加正氣，達到扶正祛邪的作用。現代研究火針的高溫可

以將殘留的表皮棘層病毒殺死，能迅速消除或改善局部組織水腫、充血、滲出等病理變化，促進神經再生，改善毛囊功能，使毛髮再生。

現代研究大多認為，火針點刺的治療機制是藉皮膚－孫脈－絡脈－經脈的傳導，產生調整臟腑氣血、通經活絡等作用，促使人體恢復正常，改善局部血液循環。並配合滋腎養肝、祛風活血的中藥。與純中藥進行比較，發現結合火針治療斑禿有相當的優勢。

(4) 綜合治療

透過中藥口服、穴位注射、梅花針、TDP 照射治療做搭配，有顯著效果。

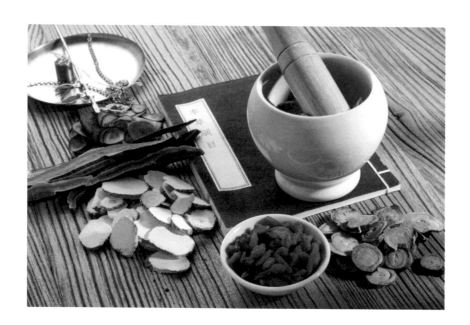

CHAPTER 6

養出護髮力，
先選擇天然的洗髮產品

你還在用添加致癌物的保養品嗎？

為了不讓細菌感染並延長使用期限，在產品裡加入抗菌劑、防腐劑是常見的作法。這些美髮美妝用品，包括洗髮精、護髮素、沐浴露、漱口水、牙膏、化妝品、洗衣類產品、芳香劑等，混合合成技術在市面上商品中廣泛使用。

而透過髮妝品中進入體內的化學物質，經由皮膚吸收後，即使過了 10 日，也只能代謝出 10%，其餘 90%則經由皮膚進入皮下組織，接著滲透到淋巴、血液、各內臟器官及骨骼，讓身體變得不健康，甚至有害成分進入到乳房等組織。

> **案例分享** 怎麼都不會壞呢？
>
> 呂小姐出國旅遊回家發現出國前使用的知名品牌護髮霜，出國前忘記上蓋就匆匆去搭飛機了，一看護髮霜完好如初，呂小姐覺得很納悶，為甚麼打開這麼多天，天氣這麼熱也不會長細菌變質呢？

因為添加很多防腐劑啊！防腐劑能抑制微生物生長活動，延長產品保質期，是防止化妝品變質的添加劑。當手接觸髮妝品時也污

染了化妝品。確保在使用期間不會因污染而變質，還要有一定的保存期，就必須防止微生物感染和繁殖。

｜很多名牌會添加 10 到 20 種以上化學防腐、抗菌劑

很多知名品牌的乳液或乳霜產品，為求品質穩定度，大約添加 10 種到 20 多種以上的化學防腐劑、抗菌劑，每種可對抗不同細菌。例如一瓶知名澳洲綿羊油，至少添加 7 種以上抗菌劑。人工合成防腐劑因價錢便宜、無色、無味，成為最常見被使用，也是整瓶成分中經常最致毒的成分。選購時可以留意成分是否安全，用了才安心。

以下是常見添加物及成分名稱：

防腐劑、添加物	應用的產品	作用	造成的傷害
人造香精-芳香劑（Artificial fragrances）	洗潤髮及護髮產品、個人清潔及美容保養產品	增加香氣、降低成本，人造香精大約95％成分都是石油中提煉的化合物	刺激皮膚及呼吸道導致過敏氣喘，引發環境荷爾蒙效應，造成地球環境污染，經動物實驗滲入體內後，不但內臟染成藍色，且破壞動物腦部和脊髓
酒精（Alcohol）	順髮噴霧、化妝水、漱口水、香水、指甲油、鬍後水	可抗菌、溶劑用	刺激口腔粘膜，提高口腔或喉嚨致癌風險、刺激皮膚
氨-阿摩尼亞（Ammonia）	常見用於染髮劑	有殺菌作用，可當清潔劑	刺激眼睛造成流淚，刺激鼻子、喉嚨，肺部，造成頭痛、嘔吐、呼吸困難

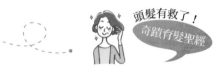
防腐劑、添加物	應用的產品	作用	造成的傷害
丙烯二乙醇（丙二醇）（Propylene Glycol）	保濕類保養品	有助於防腐及保濕成分	刺激皮膚，引起皮膚發炎。對眼睛具有刺激性。造成肝臟、腎臟異常
二乙醇胺DEA、三乙醇胺TEA	髮膠、洗髮乳、沐浴乳、洗髮潤髮及護髮用品	化妝品的潤濕劑，增加起泡力	經由吸入或皮膚接觸會使人體中毒，影響身體吸收維他命B群中的膽鹼，干擾腦神經傳導與學習和記憶，是一種致癌物，誤食20公克就足以致死
礦物油（Mineral Oil）	常見嬰兒油、沐浴乳，洗髮潤髮及護髮用品	降低成本，石油中提煉的化合物	消除皮膚油脂導致皮膚乾燥，易阻塞毛孔而產生痘痘，傷害肝臟
甲醛（福馬林）（Aldehyde formic）	洗面乳、沐浴乳、洗髮護髮產品	防腐劑、除臭劑	一種致癌物和神經毒素。會造成皮膚過敏及粉刺，吸入甲醛氣體會出現呼吸困難、疲勞、頭痛、失眠、氣喘，不慎誤食會引起暈眩、嘔吐、下腹疼痛甚至死亡，對胎兒造成毒害，孕婦使用含甲醛沐浴乳或洗髮乳20分鐘後，即可從羊水中檢驗出甲醛
三氯沙（Triclosan Sapoderm Irgasan Ster ZacAquasept Gamophen）	牙膏、洗面乳、沐浴乳、洗碗精，可增加產品香味或殺菌	美國環保署已將三氯沙註冊為殺蟲劑的一種，毒性似化學物戴奧辛，是一種雌激素	會透過皮膚層進入體內，形成癌症腫瘤，或荷爾蒙失調，抑菌力非常強，水中只要0.03ppm濃度，水中生物就無法生長，但市售商品有到3000ppm，是足以殺菌的十萬倍。若食用體內的好菌、壞菌全都會死光光

防腐劑、添加物	應用的產品	作用	造成的傷害
鋁（Aluminium）	體香劑	做稠化劑可防止結塊	產生神經毒性，造成老年痴呆的主要原因，醫學研究報告含鋁體香劑導致女性乳癌
鄰苯二甲酸（Phthalate acid）	香料固著劑。順髮噴霧、香水	主要做為溶劑	干擾人體內分泌系統、神經系統、免疫系統，環保署公告為第一類毒性化學物質，已禁用，導致男性精蟲品質變差，女性罹患乳癌卵巢癌風險提高，並造成胎兒神經發育異常
人造色素（Artificial colors）	各類洗潤髮及護髮產品、個人清潔及美容保養產品	食用人工色素通常以煤焦油製成，用來增加色彩	導致兒童行為問題，如過動症和學習障礙
香安息酸	洗髮乳、藥膏、防腐劑	難溶於水，易溶於酒精，毒性大，易引發肝臟代謝不良	會腐蝕皮膚黏膜，有變異原性和致癌物
鄰苯基苯酚	防腐殺菌	護膚品中防腐劑	日本東京都衛生所發現對動物導致膀胱癌
四級胺	消毒殺菌，帶正電的介面活性劑	對格蘭氏陽性菌和格蘭氏陰性菌都具有抗菌作用	引發過敏及致癌
對羥基苯甲酸酯（Parabens）	化妝品中的防腐劑，廣泛添加在保養清潔用品如洗髮乳、沐浴乳、乳霜、精華液、面霜	對人體具有雌激素的作用	是一種環境荷爾蒙，破壞內分泌系統，並導致生殖和發育障礙，促進乳癌細胞的生長及多種癌症

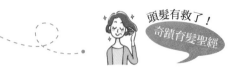

已經被世界禁用的添加物：

台灣有些法規規定，若有些成分添加沒超過一定含量，就可省略不用標示成分，以下是已經在國外被禁用的致癌成分，但台灣法規下還能添加的化學原料，可以說防不勝防。

1. DMHT 和 AMP

兩者在清潔用品常用於「香精」或「抑菌劑」等成分，有腐蝕性，可能致癌：「DMHT」清洗時，會產生「甲醛」，邊洗可能邊吸入致癌物；含 AMP 的地板洗潔劑，和地面接觸會產生一氧化氮、一氧化碳，而透過空氣揮發或皮膚接觸吸收到人體內。歐盟與美國、加拿大已經禁用。

2. 含有石綿成分致癌物

美國、加拿大發現台灣代工化妝品有些含有石綿成分，對健康危害潛伏期長達數十年，長期暴露恐增加肺癌等風險，這也是美國、加拿大禁用成分。

3. 三氯沙（triclosan）

三氯沙（triclosan）是一種抗菌劑，常在沐浴乳及洗面乳等化妝品中使用。美國 FDA 已經禁用「三氯沙」。

你應該趕快停止使用的洗髮產品

除了上面所列的危險致癌添加物應完全避免之外，其實還有許多對人體有害的化學添加成分！目前市面上賣的洗髮乳價格低廉，pH 值大部分屬鹼性，所以泡沫很多，很多人以為泡沫越多洗得越乾淨，但因過度去油脂而失去頭皮保護層造成掉髮，也會溶解皮脂

中的黑色素造成白髮！而化學洗髮乳更不適合每個人，有可能越洗頭皮越油，越洗越傷髮、傷身。

鹼性洗髮乳的泡沫越多，越傷頭皮

長期使用鹼性洗髮乳會破壞皮膚弱酸性保護層，使表皮葡萄球菌易繁殖，當皮質分泌過多，壞菌會大量繁殖，壞菌排泄物帶來明顯頭臭味。因去除油脂作用強，毛孔顯得乾淨，後果可能形成脂漏性皮膚炎，也就是濕疹。頭皮乾燥、頭皮屑過多等皮膚病，鹼性洗髮乳應該要避免使用。鹼性容易起靜電作用，讓洗淨的頭髮聚集污垢跟灰塵，沒想到洗頭更造成頭髮傷害。

化學添加成分最好別再用

有些市售洗髮乳常用的化學成分添加物如下，最好別再用。

(1) 合成界面活性劑（SLES）

市面上有 70％洗髮乳是以石化油脂、化學合成界面活性劑製成，當界面活性劑滲透到毛孔中會使毛髮的蛋白質發生變異，毛髮就會脫落造成掉髮；界面活性劑會直接與角質層摩擦而剝落，最後造成頭皮乾裂，而角質層成為頭皮屑，使頭皮會產生發紅、發炎現象。

又因洗淨力強，會過度去除皮質，過度清潔容易引起頭皮極度乾燥，乾燥後會分泌補充過多的皮脂，頭髮會更油，也會破壞原本的皮膚防禦力，造成毛髮越來越稀少。**月桂基硫酸鈉**（Sodium lauryl sulfate SLS）是常用的介面活性劑，常用於洗髮乳、洗沐品，具極強腐蝕性成分，

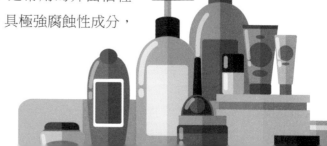

會刺激皮膚，破壞天然油脂平衡，引起痤瘡。影響肝臟、眼睛。

(2) 人工色素 artificial colouring

顏色鮮豔的洗髮乳是加入色素，可能會對「敏感性頭皮」產生刺激性。

(3) 香料 spices

一般洗髮乳可從味道判斷價值，香味能持久一定是添加化學香精。天然精油香味無法持久，使用後容易揮發掉，可能 2 個小時味道就沒有了。天然精油含有數種自然成分，會隨著溫度變化產生不一樣的味道，但市售很多產品，例如洗髮乳、洗手乳，都加香精而非真正精油。

(4) 矽靈 Silene

矽靈是用來保護頭髮的成分，矽靈讓頭髮不易起靜電，而洗髮乳是用來清潔，髮絲被矽靈包覆會殘留很多物質在頭皮及頭髮上。

(5) 增稠劑 thickening agent

最常見的增稠劑是卡波姆，容易導致毛孔堵塞，皮膚敏感、出疹。

(6) 珠光劑乙二醇二硬脂酸酯 Glycol Distearate

對眼精、皮膚、環境有危害。

(7) 防腐劑 preservative

防止產品變色劑、抗氧化劑、紫外線的吸收劑也屬防腐劑之一，能夠阻止大多數細菌生長，有不少防腐劑易產生敏感、致癌。

(8) 礦物油 mineral oil

阻塞毛孔皮脂腺，讓頭皮不能呼吸。

若你檢查家裡的洗髮乳含有以上成分，建議還是先不要使用，先一步保護好你的秀髮。好的洗髮乳必須有洗淨力而且無刺激性、無藥效，最重要的是必須徹底沖洗不要殘留在頭髮上，才不會發癢，才可以感覺到柔順。

還在用有害化學成分嗎？快停止使用吧！

不同頭皮及皮膚狀況、不同劑量添加、個人使用習慣等不同，都有可能導致過敏與副作用！選購日常用品時，不要以香味或外觀、價格來挑選。而是將洗護髮用品、日用品更換為安全，並且標榜有機天然的品牌！

雖然無香料的保養產品，沒有香氣來吸引消費者，但它安全無害，因此選擇無香精髮妝品日用品的品牌，比含濃郁持久的化學香精來得放心，現今大多數髮粧品中的香料標示為精油或植物萃取物，一來可迎合女性偏好，二來可避免添加香料而成為眾矢之的。所以即使成分表沒「香料」字眼，而是天然甜橙油、檸檬油、佛手柑油、玫瑰油或其他植物油，仍需根據個人不同頭皮、膚質來選購，以免產生不適反應，即便是植物油類也要選擇溫和無刺激的。

建議日常用品選購含「天然無香精」的髮妝產品比加香精更安全喔！如果你習慣用含香氛產品，請選擇來自天然植物精油的成分。

很搶眼的人工色素也一樣避免選用！

合成色素是用人工化學合成方法製成的，主要以石化工業產物，煤焦油中分離出來的苯胺染料為原料製成，焦煤油色素廣泛被

運用於口紅、粉底、乳液、清潔用品等產品，也是防癢產品主要成分，常添加於去頭皮屑洗髮乳。煤焦油製成色素「FD & C 藍色 1 號」（FD & C Blue No.1）及「FD & C 綠色 3 號」（FD & C Green No.3），經動物實驗發現在兔子的耳朵塗抹焦煤油，出現皮膚癌，在煤焦油色素中也發現 10 幾種致癌物質。可能危害有皮膚過敏、蕁麻疹、肝腎代謝異常、腦神經傷害致癌性、致突變性…等。

小撇步

3 招教你處理不要的洗髮乳、潤髮乳

不要的洗髮乳丟掉太浪費又可惜，拿來做物品的清潔，乾淨又好用。

（1）清洗前，先浸泡 10 分鐘洗髮乳後再洗淨，梳子、髮飾、化妝刷具、枕頭套都適用。

（2）潤髮乳可當木質類家具的保護膜，加水稀釋後拿來擦拭很好用喔！

（3）潤髮乳清洗泳鏡可防止泳鏡鏡面上起霧，在鏡面上塗抹潤髮乳清洗乾淨即可。

皮膚是身體最大的組織器官，更要慎選保養品

頭皮也是皮，皮膚是人體最大器官，擔負著保護、排汗、呼吸作用。聽過以色列死海嗎？死海有獨特多種美容效果，擁有 33％ 的礦物質成分，如鋅、鎂、鈉、鉀、鈣、鈷、鎳、氧化物、溴化物等居世界之冠。盆地空氣密度，比任何地方都高達二十倍。含有氧

分子高達百分之八，在這獨特的環境下，死海泥泡澡可以減輕關節炎症、牛皮癬、高血壓等，使病人朝向健康發展，台灣有些遊客專程到此做 SPA，體驗美麗健康之旅。

歐美國家最懂得運用皮膚吸收改善身體狀況，所以一定要慎選與肌膚最親近的保養品，使用有害產品成分在皮膚上對皮膚、身體傷害有多大，你一定要了解哪些成分對肌膚有益或毒害？

「經皮毒」！小心罹患乳癌！

經皮毒，指的是透過皮膚滲透進人體的毒素，無論是藥物、保養品或化學物質，都可能經由皮膚表面吸收，滲入微血管後再進入器官。接觸的時間、頻率、劑量、毒性、皮膚部位的滲透力，則會影響後續風險。

頭皮與臉皮是同一張皮，現代人空污、壓力、化妝品成分毒害重，皮膚過敏人數比例不斷升高，經由皮膚進入身體內的化學物質在體內累積，可能造成病變，而每天必須洗澡、洗頭，這些髮妝品危機四伏，造成皮膚身體每天受傷害。

腋下及生殖器官，有毒化妝品吸收倍率高達 42 倍！

身體部位不同，皮膚吸收率也不同，皮膚角質越薄的部位，化學物質越容易進入，吸收倍率也越高，如腋下及生殖器官，吸收倍率達 42 倍，真是驚人數字！其次是臉部、頭部，尤其嘴唇和眼皮，最不易吸收的是手掌、腳掌。而體溫越高者，化學物質也越易侵透皮膚。

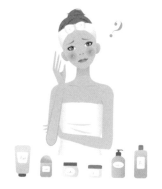

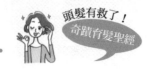
大家常見的洗髮乳迷思 Q&A

Q 不要長期使用同一個牌子的洗髮乳？

A：錯！只要選擇安全有品質的洗髮乳，可以長期使用。

Q 頭髮不可常常洗，不可洗太乾淨？

A：錯！頭皮出油量是鼻子及額頭的 2-3 倍，若不洗頭髮才容易掉頭髮。頭皮最討厭汗水，流汗時是鹹的，如果放著不處理，細菌就容易繁殖，清潔不當會造成頭皮屑，變成掉髮。尤其是禿頭以清潔為第一。

Q 選洗髮乳價格便宜就好，洗淨效果越強越好？

A：錯！頭皮發炎出油，建議選清爽型洗髮乳，如果是長髮，先洗頭皮最後順道帶過來髮尾一些清潔產品，髮尾才不會洗太久過乾。便宜可能讓正常油脂被洗掉而過度清潔，讓髮質變差、頭髮毛躁。

Q 為什麼要選對洗髮乳？

A：有很多洗髮乳使用了不良成分，洗髮乳易殘留於頭皮，如化妝品殘留在肌膚一樣，殘留在毛孔內會影響毛髮的發育。若使用不當洗髮乳無論如何護髮都沒用的，就像洗車子，車子如果沒洗乾淨就打蠟，車子是不會發亮的，因此選對洗髮乳就可解決頭髮稀疏、白髮問題。

🪮 天然、有機認證機構

理想來說，生產製作洗髮精、養髮液、精油，應該使用有機認證的植物。其次是選擇雖無認證，但以不使用化學藥劑的無汙染方式栽種的植物。而目前以無認證較為普遍，過去未發明合成肥料、殺蟲劑時，所有的植物都是野生或有機栽種的，而現在大多數的農民都使用殺草劑來除草，最常見的有番茄，蘋果含有高達 100 種不同的殺蟲劑，農民利用科技將利潤最大化的同時，也破壞了植物的純淨度，而現在可怕的是每年都有新的化學物質被核准使用，這些毒素對環境與人體的實際危害總是在使用後我們才會發現。不過值得安慰的是，有些傷害性強的化學物質已從市場中被淘汰。

這些污染物正影響著我們的健康。讓身體出現敏感反應，皮膚濕疹、腸炎、氣喘、過敏症，甚至癌症等都與污染有關。已有越來越多消費者健康、安全、環保意識抬頭，偏好無毒天然，對環境友善的有機產品。

「全球市場分析報告」顯示，有機植物是全球個人護理產業中增長最快的部分。2013 年北美地區是全球最大的有機個人護理市場，占全球消費量的 34.9%。

其實歐洲、澳洲在約 40 年前就開始鼓勵有機與生物律動的栽種方法，北美地區上千位農夫，也都轉向這些耕種方式。

但有機栽種很費工，常使用塑膠覆蓋或手工拔草、抓蟲來抑制雜草生長。流程繁複，認證審核過程難度更高。

根據愛科賽爾官網，1991 年成立於法國的國際生態認證中心愛科賽爾（ECOCERT）於 2002 年建立了全世界第一個天然有機

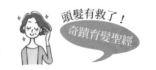

認證機構，在世界各國設立了 22 個子公司以受理各國廠商的認證申請，是歐洲最多有機栽種者申請的認證機構，目前有 30 年有機產品審核認證經驗，在國際市場具高度公信力。

愛科賽爾（ECOCERT）分為二種標示：

1. 天然有機化妝品（natural and organic cosmetic），至少要有 95％天然成分，有機成分的重量不得少於 10％。

2. 天然化妝品（natural cosmetic），至少要有 50％天然成分，有機成分的重量不得少於 5％。化妝品中通常含有 50-80％的水，水不需認證。

產品若經 ECOCERT Organic 驗證，即可確認產品為天然有機，不含石化原料、礦物油、矽膠、殺蟲劑、合成防腐劑、色素、合成香精、動物成分等及有機純度保證，且在生產製造過程不能受到污染，並遵循環境保護。

為什麼要買天然產品，拒絕人工香精？

香精是主要過敏原之一，對肌膚傷害很大，甚至導致癌症。合成香料源於「石油」，根據美國國家科學院所研究，市面上約有 95％合成香料源於「石油」，裡頭含有「苯衍生物」、「醛」、「甲苯」以及其它有毒的化學致癌物，長期使用可能致癌、出生缺陷、中樞神經系統方面疾病、過敏反應。

加州大學曾研究五萬八千名美容師、美髮師及美甲師，發

現他們得到癌症機會是一般人的四倍。

近期研究發現，人工香精中的化學成分可能干擾內分泌系統，嚴重會導致不孕症甚至癌症；鄰苯二甲酸二乙酯（diethyl phthalate；DEP）可能導致成年男性的精子受損、嬰幼兒生殖系統發展異常，以及兒童注意力不集中，而這個成分多半會添加在香水和古龍水、髮膠、除臭劑。

嗅聞是化妝品感官中最重要的方式之一。香精能遮蓋住原料本身的氣味，許多化妝品中有效原料都含有特殊性氣味，因此添加香精，來遮蓋這些產品原料本身的味道；或是為了迎合女性消費者喜歡聞起來有香氛的氣味，於是有些洗髮乳便添加人工香精，更以香味來命名，如「薰衣草洗髮乳」、「迷迭香洗髮乳」等，如何區分是否為人工香精呢？只要使用起來是單一味道，而且洗後香味持久，味道在鼻尖揮之不去，那麼就要注意，這絕大部分是添加人工香精。

精油護髮：用純天然精油取代香精已經是世界潮流

精油最早被人類所使用，可以追溯到埃及，早在西元前一萬八千年，就已經使用芳香精油製作木乃伊塗在屍體上，當作防止腐壞的藥物。埃及豔后的護膚養顏秘方就是香精油，讓自己全身充滿著誘人的香氣。現代人運用天然植物精油的力量，以及香氣對情緒之療癒力，已經受到許多研究證實，因此許多保養產品都已使用植物精油取代化學香精，如花朵類天然精油可以調製出香水般的天然香

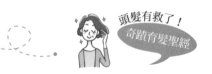
氣，不僅能提供鎮定、放鬆、興奮等作用，對於神經系統與荷爾蒙改變也有相當大的幫助，精油可以讓日常保養更美好。

為什麼要選精油呢？

精油的分子小於皮膚分子的 1000 倍左右，人體吸收精油的速度是一般保養品的 20～70 倍，精油由毛細孔進入人體速度很快，3 秒鐘可到達表皮層，3 分鐘進入皮下組織，5 分鐘滲透至血液，透過全身的血液循環，運輸至身體各器官，最後被排泄出體外。

因為天然香味無法持久，增添天然精油的香氛成本又高，而化學香精成本較低，所以許多化妝品仍普遍使用香精。以下介紹常見的精油，這些天然精油可以調製出如香水般的天然香氣，若能選擇以下精油的洗護髮產品，運用精油特性，就能將髮質呵護的柔亮有光澤，有效讓掉髮與白髮逆轉青春。

在家做頭皮SPA趕走白髮、掉髮

呵護頭髮就從頭皮 SPA 精油按摩開始

任何一瓶洗髮乳，一天洗再多次也只能清潔毛囊 3 分之 1 的油脂，仍有 3 分之 2 的皮脂儲存在毛囊，很快又溢出頭皮，皮脂停留在頭皮時間過長，經氧化後會變成頭皮屑，若感染細菌就變成頭皮發炎，更嚴重形成禿頭。

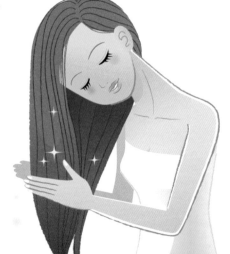

頭皮皮膚底下沒有肌肉，因此頭皮強韌又很厚，20 歲開始尤其是男性，頭皮硬度會更硬，而頭頂特別硬是因為有一層帽狀腱膜，是一張很緊繃的格紋狀薄膜，所以血液循環很容易惡化，按摩就是幫助血液循環，讓頭皮變柔軟，頭部血液循環良好毛髮生長就多、烏黑有光澤。

｜精油按摩的好處

1. 深層清潔

頭皮比臉皮油，皮脂分泌後大約只要經過 48 小時就會開始氧化，逐漸氧化轉化成過氧化脂質，氧化後的油脂汗垢與汗水跟灰塵、護髮用品會附著在頭皮，阻塞毛細孔，甚至分解代謝物漸漸逆流到毛孔裡，無論怎麼用洗髮乳都無法徹底沖洗乾淨，頭皮在顯微鏡下會看到有幾根毛髮長不出來。透過精油按摩能使毛囊更健康，徹底清除油脂，做深層清潔。

2. 以油溶油更乾淨

濃妝用洗面乳一定無法洗淨，這時拿出卸妝產品才能溶解臉上污垢。以前歌仔戲演員，有時沙拉油就是他們的卸妝油，以油才能有效溶油，我們的頭皮油脂分泌相較額頭跟鼻子分泌量多了兩倍，因此每天除了選對洗髮乳洗淨外，還必須使用精油按摩做深層清潔，讓毛孔髒汙更乾淨、不堵塞，壞死的毛囊才能重新活過來。

3. 按摩就是再次清潔

使用精油按摩先選擇好配方，調配好後將複方油塗在頭皮上（配方請參考 P130，請勿將精油原液直接塗抹頭皮，造成刺激），

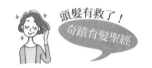

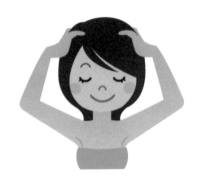

用萬能的雙手指腹或掌根，按摩頭皮 5-10 分鐘，（也可以使用按摩工具），每天按摩幫助再度清潔，有助生髮。

4. 促進血液循環

掉髮要重生，要做頭皮精油按摩促進循環。現代人長期用不當姿勢工作，姿勢不良使身體血液循環變差，頭部離心臟較遠，血液較難順暢送達，血液循環差的人，經常會出現頭暈、打哈欠，甚至是記憶力下降的症狀。哥本哈根的皮特斯（Peters）醫師研究，頭髮稀疏的人，血流速度比正常人低 2.6 倍。血液循環影響頭皮的養分和氧氣輸送。頭部血液循環是靠微血管為毛乳頭輸送養分，毛髮生長才健康有光澤，而血液循環不良，頭髮生長所需要的營養素無法被運送到髮根，造成髮質變差，還會掉髮、頭髮變細等問題。建議透過適當頭皮穴道按摩，搭配促進循環功效的按摩梳、按摩器、加熱的護髮帽，使氧氣和養分容易被輸送到頭皮處，改善掉髮或白髮問題。而頸、背與頭部循環相關，每天熱敷或按摩這些部位都有助頭髮生長喔！通常頭髮稀疏的人 100％頭皮都很僵硬、精神緊繃，如果沒有改善頭皮僵硬的狀況，讓血液循環變好的話，頭髮自然就不會健康。

5. 改善頭皮乾燥

隨著季節氣候頭皮乾燥程度也有變化，頭皮乾燥原因有以下：

內在因素：皮脂分泌、年齡漸老及健康狀況。

　　外在因素：季節溫度轉變，冬天氣候乾燥、強風濕度的變化會影響頭皮的含水量，海水、游泳、陽光等都會造成頭皮脫皮乾燥。

　　過度清潔和不良美髮產品、化學性傷害，如過度染髮、過度燙髮會導致頭皮太乾，頭皮乾就容易敏感，髮質易分岔、角化，毛鱗片分裂，頭髮粗糙無光澤，而造成頭皮脫皮，而在夏天，長時間游泳之後的過度清潔也會引起頭皮的變化。

　　建議使用養髮液，配合精油頭皮按摩，促進血液循環，另外也要多喝水改善頭皮乾燥。

對問題髮適用的單方精油有哪些呢？

1. 依蘭 Ylang Ylang
2. 歐薄荷 Peppermint
3. 天竺葵 Geranium
4. 大西洋雪松 Cedarwood
5. 迷迭香 Rosemary
6. 真正薰衣草 True Lavender
7. 沉香醇百里香 Thymus
8. 快樂鼠尾草 Clary Sage
9. 檸檬 Lemon
10. 檀香 Sandalwood
11. 薑 Ginger
12. 茶樹 Tea Tree
13. 綠花白千層 Niaouli
14. 甜橙 Orange
15. 藍膠尤加利 Eucalyptus Blue Gum
16. 絲柏 Cypress
17. 檸檬香茅 Lemongrass
18. 乳香 Encyclopedia
19. 羅勒 Basil
20. 杜松 Stiffleaf Juniper，Needle Juniper
21. 佛手柑 Bergamot

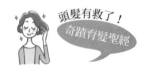

01 依蘭 Ylang Ylang

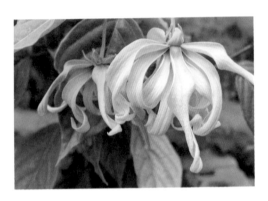

拉丁學名
Cananga odorata

　　又稱香水樹精油，在馬來西亞稱為「花中之花」，是當今世界上最名貴的天然香料，也是男士香氛古龍水最重要原料之一。依蘭具有抗憂鬱、鎮靜，可平衡荷爾蒙，調理生殖系統問題，是子宮的補藥，有催情功效，因此在印尼的婚禮之夜，習俗裡會把依蘭花瓣放在新床上，而著名的戲劇《後宮甄嬛傳》劇中有一樣東西出現的頻率很高，那就是「香」，劇中安陵容便是用依蘭來向皇上催情而奏效。

　　功效：治療陽痿和性冷淡，降低高血壓和治療大腸感染，緩和呼吸急促。

主要成分 │沉香醇、牻牛兒醇、乙酸苯酯、丁香酚

頭髮保養 │
依蘭在歐洲是常用髮品成分，對各種髮質，有很好的護髮效果，禿髮或髮量少可促進頭髮生長，平衡乾性與油性頭皮，恢復正常分泌，修護燙髮後的毛鱗片受損，活化乾燥髮絲，增加髮絲光澤

皮膚保養 │
改善油性粉刺皮膚

香味 │香味濃郁而厚重，和夜來香有點類似，若味道過重可調和柑橘類精油，如檸檬、佛手柑、甜橙，讓香味更協調

萃取部位 │花朵

萃取方法 │蒸餾萃取法

使用方法 │
護髮、薰香、按摩、護膚、泡澡

蒸 發 率 │中調

注意事項 │敏感皮膚、孕婦避免使用

02 歐薄荷 Peppermint

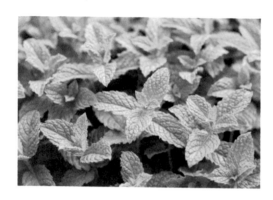

拉丁學名
Mentha longifolia

又稱胡椒薄荷。是最古老的草藥之一，羅馬人在宴席上將薄荷葉編成頭冠，利用薄荷來解毒及釀酒，希伯來人喜愛用來製作香水。歐薄荷精油有著令人愉快的清涼感，可以清除身體的熱，又可激勵全身氣血循環，有溫暖身體的效果，有少許麻醉效果，是使用廣泛，必備的萬用精油。

功效：刺激神經跟大腦，可舒緩疼痛如頭痛、牙痛、肌肉痠痛、風濕痛，強化肝腎。有催情的特性。月經流量過少、經痛都適用。具有抗菌的作用，可舒緩呼吸道，治療急性症狀的效果非常優異，對於食物中毒、嘔吐、脹氣，旅行中的反胃、暈眩都有鎮靜效果，也能振奮精神，可撫平驚嚇、緊張的情緒。

主要成分｜
薄荷醇、薄荷酮、薄荷烯、檸檬烯
頭髮保養｜
促進頭皮循環，使頭皮清涼舒服，改善油性髮質、掉髮，讓髮質變健康強壯，增添頭皮厚度和毛囊數量
皮膚保養｜
適合痘痘皮膚，可鎮靜退紅，改善濕疹、黑頭粉刺

香味｜清涼刺激、甜甜的香草味
萃取部位｜花朵與葉子
萃取方法｜蒸餾萃取法
使用方法｜
護髮、薰香、按摩、護膚、泡澡
蒸 發 率｜前調
注意事項｜薄荷是刺激性強的精油，敏感肌膚應減量小心使用

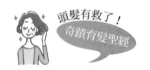

03 天竺葵 Geranium

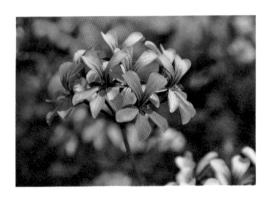

拉丁學名
Pelargonium X spp

天竺葵精油對神經系統有平衡的作用，帶給人提振與愉悅的感受。

在有些古老部族裡，會使用天竺葵來驅除惡靈，是能量十足的香氣。

功效：幫助你在「心」與「腦」之間保持平衡的狀態，對女性生理是很好的荷爾蒙平衡劑。

主要成分｜
香茅醇、牻牛兒醇、橙花醇

頭髮保養｜可平衡皮脂，改善油膩髮質及乾燥頭皮，改善頭皮屑、掉髮，讓頭髮有活力與彈性、促進再生

皮膚保養｜天竺葵具抗菌、淨化、促進傷口癒合的功能，使皮膚紅潤，改善黑斑、濕疹、富貴手，也是保養品及手工皂中很受歡迎的香氛精油

香味｜天竺葵經常應用於香水以及保養品中，氣味是清新香甜的花香調，近似玫瑰花香，因此又稱平民的玫瑰，但不表示天竺葵比玫瑰效果劣質，而是價格很親民

萃取部位｜花朵與葉子

萃取方法｜蒸餾萃取法

使用方法｜
護髮、薰香、按摩、護膚、泡澡

蒸 發 率｜中調

注意事項｜懷孕初期避免使用

04 大西洋雪松 Cedarwood

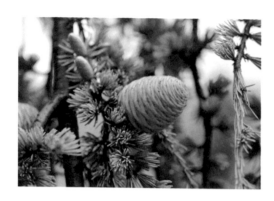

拉丁學名
Cedrus atlantica

　　古文明常用雪松焚香祭祀用，有助於靜坐、冥想，使思緒清晰。因抗菌力佳，可防蟲、防腐，驅趕螞蟻、昆蟲。可治療青春痘，也常添加於男性保養品中。

　　功效：改善支氣管炎、咳嗽、流鼻水、慢性風濕病、抗腫瘤與消水腫。

主要成分 |
雪松烯、雪松醇、杜松萜烯
頭髮保養 |
雪松是頭皮保養效果極佳的護髮精油，可調節油膩膩的頭皮，平衡頭皮酸鹼值，讓頭皮變得更健康，使用後秀髮清爽不油膩。具抑菌和消炎功能，改善頭皮屑和掉髮、脂漏性皮膚炎。刺激頭皮中的血液循環，促進頭髮生長。

皮膚保養 |
改善油性肌、濕疹、消炎
香味 | 木質的香味
萃取部位 | 樹幹
萃取方法 | 蒸餾萃取法
使用方法 |
護髮、薰香、按摩、護膚、泡澡
蒸 發 率 | 中 - 後調
注意事項 | 懷孕初期避免使用

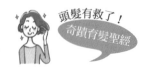

⑤ 迷迭香 Rosemary

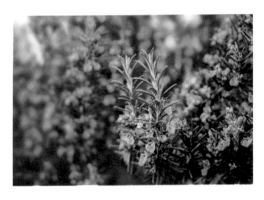

拉丁學名
Rosmarinus officinalis

　　迷迭香是必備精油之一。可調整自律神經，幫助思緒清晰，很適合考試前、開會中使用。迷迭香也幫助提升記憶力，又稱記憶之草。含有高含量的維生素 B 和 C，因此有很好的抗氧化效果，可減輕肌肉疼痛，是運動員愛用的精油。

　　功效：調整自律神經、減輕肌肉疼痛。

主要成分｜桉油醇、樟腦、馬鞭草酮、乙酸龍腦酯

頭髮保養｜極佳的天然染髮劑，不易造成過敏，能平衡油脂分泌，深層淨化油頭髮根，抗真菌，改善頭皮屑、頭皮發癢，防止掉髮，促進循環，並刺激頭髮生長，恢復活力。消除頭皮毒素，刺激頭髮健康成長，改善生髮、白髮，適用各種髮質

皮膚保養｜適合逆齡肌膚保養，皺紋、富貴手、面皰、濕疹

香味｜清新的香草味

萃取部位｜花朵與葉子

萃取方法｜蒸餾萃取法

使用方法｜
護髮、薰香、按摩、護膚、泡澡

蒸發率｜前中調

注意事項｜孕婦嬰兒避免使用，敏感肌膚請小心使用

精油應用｜
頭髮再生或護髮油：將迷迭香精油滴在梳子上再梳頭髮可達到護髮效果

06 真正薰衣草 True Lavender

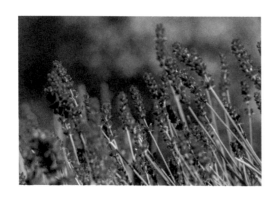

拉丁學名

Lavandula angustifolia

薰衣草是少數可以直接使用於皮膚上的萬用精油，是最安全、用途最廣，最受人喜愛的精油。

功效：薰衣草可活化副交感神經，具安神作用，能調整自律神經，也是助眠好幫手，可舒緩緊張、憂鬱的情緒，緩解肌肉痠痛、頭皮僵硬、頭痛，也有驅蚊的功效。

主要成分 |
檸檬烯、沉香醇、桉油醇、乙酸沉香酯

頭髮保養 |
適合修護各種髮質，平衡頭皮皮脂，殺菌，清潔毛囊改善毛孔阻塞，預防頭皮屑和頭皮發癢，促進血液循環，刺激毛髮生長。極佳的護髮精油，解決頭髮乾枯，可使頭髮柔軟有光澤

皮膚保養 |
抗面皰、癒合傷口、去疤、燙傷

香味 | 清爽酸甜的香草味

萃取部位 | 花朵與葉子

萃取方法 | 蒸餾萃取法

使用方法 |
護髮、薰香、按摩、護膚、泡澡

蒸 發 率 | 前中調

注意事項 | 懷孕初期避免使用

07 沉香醇百里香 Thymus

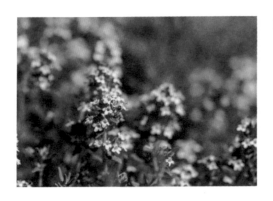

拉丁學名
Thymus Vulgaris CT Linalool

　　百里香是較強勁的精油，精油中最強的抗菌劑之一，更具消炎、防腐作用，也是常用於烹調肉類及湯類的香料。

　　市售的百里香精油種類繁多，因生長地不同，植物生長產生變化，以致於化學成分不相同，功效也各有不同。目前市面上常見的有：百里酚百里香、沉香醇百里香、牻牛兒醇百里香、側柏醇百里香等。購買時請先確認植物學名後的CT類型。

　　功效：刺激白血球製造，可加強免疫力，舒緩咳嗽、神經性疼痛、腹痛，活化腦細胞，提升記憶力及專注力。

主要成分｜
百里酚、沉香醇、龍腦、丁香油烴

頭髮保養｜
改善頭皮屑、抗掉髮，抗頭皮發炎、脂漏性皮膚炎

皮膚保養｜
治療濕疹及面皰膚質

香味｜
帶甜木頭辛辣味，可與草類精油搭配

萃取部位｜花朵與葉子

萃取方法｜蒸餾萃取法

使用方法｜
護髮、薰香、按摩、護膚、泡澡

蒸發率｜中調

注意事項｜懷孕初期避免使用

08 快樂鼠尾草 Clary Sage

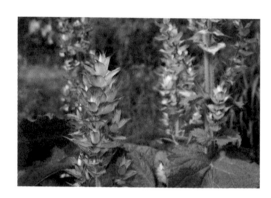

拉丁學名
Salvia sclarea Linnaeus

　　快樂鼠尾草的香氣令人情緒愉悅，焚燒鼠尾草可潔淨、安撫身心靈，是可明亮雙眸的草藥。

　　功效：有助調節體內荷爾蒙，改善經血不足，並且具催情之效，也可改善偏頭痛，有減壓、安眠的功效。

主要成分 |
乙酸沉香酯、側柏酮、沉香醇、丁香油烴

頭髮保養 |
讓白髮烏黑有光滑，淨化油膩膩頭皮油脂，改善壓力性掉髮、頭皮屑、脂漏性皮膚炎問題，有利毛髮再生

皮膚保養 | 舒緩皮膚發炎

香味 | 有麝香甜甜的草本和略帶花香的藥草味，廣泛用於古龍水和香水中，並可作為定香劑，增加香味強度

萃取部位 | 花朵與葉子，最佳的部位為開花的頂部

萃取方法 | 蒸餾萃取法

使用方法 |
護髮、薰香、按摩、護膚、泡澡

蒸發率 | 中調

注意事項 | 懷孕初期、低血壓、乳癌患者避免使用。使用後不能飲酒，會陷入宿醉症狀

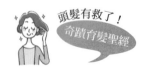
09 檸檬 Lemon

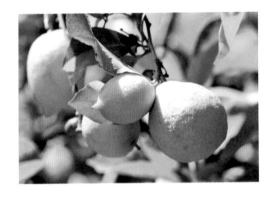

拉丁學名
Citrus lemon L. Burm. f.

在日本，銀行常會使用檸檬精油，用於空氣清淨，驅逐蚊蟲。

功效：檸檬可中和體內酸性物質，增強免疫系統，可退燒、緩解頭疼、牙齦發炎，驅逐蚊蟲，恢復紅血球的活力，促進循環、緩解工作疲勞，減緩靜脈曲張，減肥、助消化。

主要成分｜檸檬烯、樟烯、松油烯（蒎烯）、檸檬醛

頭髮保養｜對油膩頭髮有淨化效果，具有天然的抗菌、消炎，減少頭皮屑、去除頭皮角質，柔順髮絲、強化髮質、抗掉髮、增髮量

皮膚保養｜促進膠原蛋白產生，美白、淡斑、除皺，緩解痤瘡，促進傷口癒合，軟化淡化疤痕。

香味｜檸檬清新的香氣，可以幫助提振精神，緩解煩躁，常用於食品和香水的材料

萃取部位｜果皮

萃取方法｜壓榨法

使用方法｜護髮、薰香、按摩、護膚、泡澡、家庭清潔、香水

蒸發率｜中調

注意事項｜建議低濃度使用，以免引起敏感，具光敏性，使用後避免日曬

精油應用｜

A 防蚊液：檸檬精油＋薄荷精油

B 退燒：將 1-2 滴檸檬精油滴入冰水，敷於前額及太陽穴

C 漱口水：檸檬精油＋溫水，可治療口腔潰瘍

10 檀香 Sandalwood

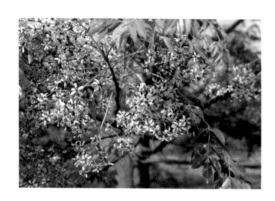

拉丁學名
Santalum album Linn.

　　主要產地為東印度，檀香能幫助我們獲得和諧平靜，啟動慈悲的正能量，也適合冥想、舒緩焦慮。常做為香水基礎定香劑，無副作用。

　　功效：檀香氣味可治療呼吸道、咳嗽，這令人難忘的香味有助大腦的情緒中心杏仁核、海馬體放鬆，促進頭腦清晰和專注，提升記憶力，改善牙齦發炎，增強男性性慾，降低血壓。

主要成分 │ 檀香烯、樟烯、檀香醇、白檀酮、檀香酸

頭髮保養 │
清潔頭皮，減少自由基損害，抗衰老型白髮，改善脂漏性頭皮，調整油性的頭皮，有優異的護髮功能

皮膚保養 │ 是天然的抗生素，可抗發炎，退紅腫，治昆蟲叮咬；減少自由基造成的損害，抗衰老、抗皺紋，緊緻收斂、抗敏感，改善黑斑、富貴手

香味 │ 溫和甜香木質味

萃取部位 │ 木頭

萃取方法 │ 蒸餾萃取法

使用方法 │
護髮、薰香、按摩、護膚、泡澡

蒸發率 │ 後調

注意事項 │ 懷孕初期避免使用，重度憂鬱者不可單獨使用

精油應用 │
A 檀香精油：抹於腳踝或手腕上滴 2～4 滴，可改善壓力過大或焦慮
B 漱口水：喉嚨痛、敏感性乾咳可在一杯水中加入幾滴檀香精油，用來漱口
C 美膚霜：檀香精油 3 滴，混合乳液或晚霜後塗在臉上，有抗衰老功效

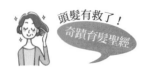

11 薑 Ginger

拉丁學名
Zingiber officinale (Willd.) Rosc.

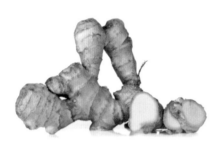

　薑精油具溫暖刺激的特性，帶給人勇敢和自信，它又被稱為「賦能之油」。常被添加到各式菜肴中。

　功效：可促進循環，改善體質寒冷，可幫助消化，調理腸胃不適，排除毒素，並可緩解肌肉痠痛，有抗菌和抗發炎、止痛的特性。可增強記憶，減緩頭痛、暈車症狀，抗癌、感冒、呼吸系統疾病，調整經期，提升性功能。

主要成分｜
薑烯、薑黃烯、紅沒藥烯

頭髮保養｜
調理油性頭皮，改善敏感頭皮、嚴重掉髮，軟化僵硬的頭皮

皮膚保養｜
具抗菌功效，可抗發炎，對抗痘痘、抗敏感，促進循環，改善暗沉皮膚

香味｜具有甜、辣、溫暖的味道

萃取部位｜根莖

萃取方法｜蒸餾萃取法

使用方法｜
護髮、薰香、按摩、護膚、泡澡

蒸 發 率｜中調

注意事項｜建議低濃度使用，以免引起敏感，懷孕初期避免使用

12 茶樹 Tea Tree

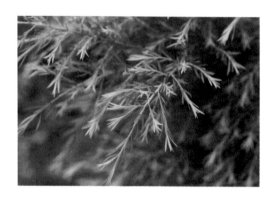

拉丁學名
Melaleuca alternifolia

可不需要稀釋，直接用於皮膚上的萬用精油，茶樹的生命力非常強，無毒、不刺激，澳洲原住民在生病或身體保健時，常用茶樹的樹葉煮來喝，是一種天然的抗生素。是葡萄球菌、念珠菌的剋星，也能淨化空氣，適合居家去除臭味及霉味。

功效：燙後修復、改善牙菌斑和牙周病。

※茶樹＋尤加利精油有很高的抗菌活性。將茶樹精油和尤加利精油混合，做為天然消毒劑來使用，可抗 A 型流感和大腸桿菌噬菌體的抗病毒活性。5-15 分鐘之內就達到讓 95％以上的病毒失去活性。

主要成分｜松油烯、松油醇、桉油醇、松油烴

頭髮保養｜超強的抗菌作用，可改善油性頭皮、頭皮屑、頭皮瘙癢、抗痘去油，改善嚴重掉髮

皮膚保養｜改善傷口、青春痘、粉刺、香港腳，可立即消炎殺菌

香味｜聞起來清新醒腦，強勁帶辣的消毒氣味

萃取部位｜葉子

萃取方法｜蒸餾萃取法

使用方法｜
護髮、薰香、按摩、護膚、泡澡

蒸發率｜前調

注意事項｜懷孕初期避免使用

精油應用｜

A 防蚊噴霧：茶樹精油 10-15 滴加 100CC 純水，噴全身可防蚊蟲叮咬

B 手部消毒噴霧：75％酒精和純水以 1：1 調配，滴入茶樹精油 30 滴左右製成 100ml 噴霧即可消毒雙手。茶樹精油 0.25％的濃度就能抑制 90％的大腸桿菌，金黃色葡萄球菌只需要 0.5％

C 燙傷凝膠：於燙傷患處直接滴上茶樹精油，約 2-3 小時擦一次，也可將「蘆薈凝膠＋茶樹精油」混合後使用效果更好

13 綠花白千層 Niaouli

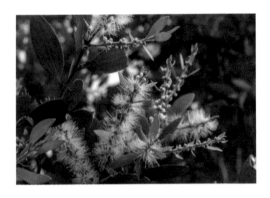

拉丁學名
Melaleuca viridiflora

　　綠花白千層和尤加利、茶樹並列精油界的「澳洲三寶」，是安全必備的精油之一，有強勁的殺菌功能，是天然的空氣清淨機，在歐洲醫院常用來消毒殺菌，釋放內心深處的壓力。

　　功效：能治療呼吸道感染，激勵頭腦清醒，集中注意力。

主要成分｜
桉油醇、檸檬烯、松油烯
頭髮保養｜
促進局部的血液循環，可強力刺激頭皮細胞組織生長，改善油性頭皮，減緩頭皮屑、頭皮瘙癢、幫助生髮
皮膚保養｜去油不刺激皮膚，促進傷口癒合，消除青春痘
香味｜類似樟腦或尤加利加上茶樹的味道，消毒般的清爽味道又帶點淡花香味

萃取部位｜葉子與嫩枝
萃取方法｜蒸餾萃取法
使用方法｜
護髮、薰香、按摩、護膚、泡澡
蒸發率｜前調
注意事項｜懷孕初期避免使用，敏感肌膚應小心使用
精油應用｜
除痘化妝水：綠花白千層精油 12 滴，薄荷精油 3 滴，純水 95ml

14 甜橙 Orange

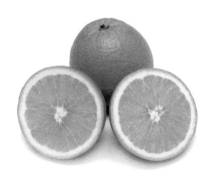

拉丁學名
Citrus sinensis

近年常被添加於天然有機植萃的洗髮、護髮、沐浴、保養品中，很多女性都將甜橙精油當作美髮護膚的首選。因價格親民，也是多數芳療初學者愛用的精油之一。

針對低迷的情緒有鎮靜作用，使身心愉悅，改善焦慮導致的失眠，幫助身體吸收維生素 C，也是治療憂鬱症的天然良藥。最早被使用於中藥材，甜橙精油是很棒的室內香氛，可改善空氣異味。

功效：可平緩神經，舒緩緊張與壓力，針對消化系統不適、便祕、食慾不振，宿醉、噁心都有幫助，還能刺激膽汁分泌，促進發汗，幫助皮膚排出毒素。有消脂、舒緩肌肉疼痛、心悸、氣喘的功效。

主要成分
檸檬烯、檸檬醛、橙花醇
頭髮保養
促進血液循環，可強力刺激細胞組織生長、修復，排毒、殺菌，對分岔髮質有保濕效果，去油性髮質，也是很棒的護髮油
皮膚保養
平衡皮膚的酸鹼值，幫助膠原形成。保濕、美白、淡化細紋、改善濕疹

香味
甜甜橙香味，帶給人活力，可調和較有刺激香氣的精油如尤加利、茶樹，讓味道更溫和
萃取部位｜果皮
萃取方法｜壓榨法
使用方法
護髮、薰香、按摩、護膚、泡澡
蒸 發 率｜高調
注意事項｜敏感肌膚請小心使用，具光敏性，使用後避免陽光照射

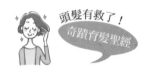

15 藍膠尤加利 Eucalyptus Blue Gum

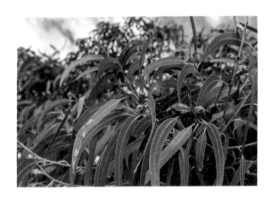

拉丁學名
Eucalyptus globulus

　　又名桉樹，是最天然的呼吸淨化器，味道能讓人集中注意力，消除負面情緒，也可分解二手菸，減少塵蟎、除蟲、防臭，是抗霾必備精油。

　　功效：有卓越的抗病毒及殺菌能力，可對抗流行性感冒、支氣管炎、鼻炎，治療發燒，因此在澳洲又稱「抗熱樹」，每小時殺菌率達 60%-90%，能改善膀胱炎、頭痛、肌肉痠痛、抽筋。

主要成分｜
桉油醇、檸檬烯
頭髮保養｜
改善頭皮屑、促進生髮，可平衡頭皮油脂
香味｜刺鼻香味
萃取部位｜葉子
萃取方法｜蒸餾萃取法
使用方法｜
護髮、薰香、按摩、護膚、泡澡

蒸發率｜前調
注意事項｜敏感肌膚請小心使用
精油應用｜
吸嗅：① 將 1～2 滴尤加利精油吸嗅。一般 10 分鐘即可改善鼻塞、頭痛症狀
② 尤加利、薰衣草、茶樹各 1 滴，可治療呼吸道、感冒、發燒

16 絲柏 Cypress

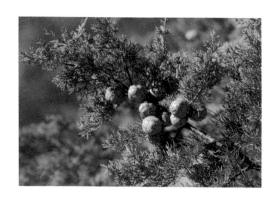

拉丁學名
Cupressus sempervirens

　　絲柏的拉丁文*Sempervirens*有「長生不老」之意，又稱為西洋檜，樹種高大筆直，有長青長壽的印象，讓人看了心曠神怡。耶穌受難時被釘的十字架就是由絲柏樹做成的。可淨化空氣、除臭、去霉味及潮濕味。

　　功效：循環系統、淋巴排毒的良藥，有優越的收斂效用，幫助血液暢通，減緩靜脈曲張，改善更年期障礙、多汗，止血、止咳、促進傷口結疤。

主要成分｜松油烯、檸檬烯、松油酯

頭髮保養｜
改善油膩髮質、頭皮屑，對乾燥髮質有保濕效果

皮膚保養｜
改善油性膚質、粗糙及毛孔粗大

香味｜
清新的草本木頭氣息與松樹味道相似，讓人充滿活力

萃取部位｜葉子、果實

萃取方法｜蒸餾萃取法

使用方法｜
護髮、按摩、護膚、泡澡，也適合在辦公室薰香，讓上班朝氣蓬勃

蒸 發 率｜高 - 中調

注意事項｜敏感肌膚請小心使用

精油應用｜
暖宮護胃按摩油：絲柏 2 滴＋依蘭 2 滴＋天竺葵 2 滴＋玫瑰果油 10ML，用手掌順時鐘按摩腹部

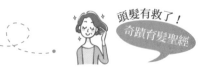

17 檸檬香茅 Lemongrass

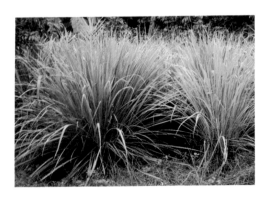

拉丁學名
Cymbopogon flexuosus

又稱為檸檬草，是農村常見的野草，常用於環境清潔劑和天然驅蟲、除臭劑中，也是料理用香草。可舒緩壓力，具激勵作用，可提振精神，幫助從精疲力竭中恢復。

功效：退燒，對抗支氣管炎、鼻炎、改善頭痛、使頭腦清醒。改善乳酸堆積，使肌肉柔軟，減輕疼痛。具有利尿作用，改善風濕，增進乳汁分泌的效果。

主要成分｜
檸檬醛、香葉烯、香茅醛、牻牛兒醇

頭髮保養｜
含有豐富的維生素 C，可強化毛囊，調節油性頭皮分泌的作用，具殺菌功效，可減少頭皮屑和瘙癢，幫助生髮。檸檬草的莖、葉加水煮 10 分鐘後，水可直接用來洗頭，能去油抗屑，甚至比洗髮精更好用

皮膚保養｜
平衡油性肌膚，清除粉刺，改善毛細孔粗大，滋潤皮膚，對抗黴菌感染的香港腳

香味｜輕快的檸檬香氣混合香茅的氣息

萃取部位｜葉子、果實

萃取方法｜蒸餾萃取法

使用方法｜
護髮、薰香、按摩、護膚、泡澡

蒸發率｜高調

注意事項｜兒童慎用。會使眼壓提高，青光眼患者不可使用

18 乳香 Encyclopedia

拉丁學名
Boswellia carterii

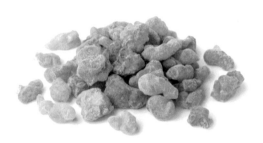

　　乳香採集方法是在樹皮上割開，流出乳狀汁液，接觸空氣後凝固成半透明。乳香是珍貴的香料，適合調製香水，最早用於淨化飲用水，相傳在耶穌基督誕生之時，東方三博士去朝聖帶了乳香、沒藥、黃金三樣禮物，又稱為「基督的眼淚」，另外古埃及人祭祀儀式中會燃燒乳香，燃燒的白煙味道能讓人放鬆壓力，象徵著意念與神明有心靈連結，除此可驅趕邪惡的靈魂，乳香也可防腐，被使用在木乃伊的防腐工程中。

　　功效：也是天然的止痛藥，有效舒緩肌肉疼痛、頭痛，幫助改善失眠，對流感、咳嗽、氣喘都十分有效，也可溫暖子宮，改善產後憂鬱，防蛀牙，除口臭，減輕消化不良。

主要成分｜
松油烯、乳香醇、檸檬烯、樟烯
頭髮保養｜
增進細胞活化、逆齡白髮，重拾頭髮光采
皮膚保養｜
回春抗皺、保濕、緊實鬆弛肌膚，擊退黑眼圈，幫助痘痘傷口癒合、去疤

香味｜樹脂甜味，淡果香
萃取部位｜樹脂
萃取方法｜蒸餾萃取法、有機溶劑萃取法
使用方法｜
護髮、薰香、按摩、護膚、泡澡
蒸發率｜中後調
注意事項｜敏感肌膚請小心使用

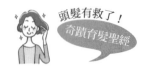

19 羅勒 Basil

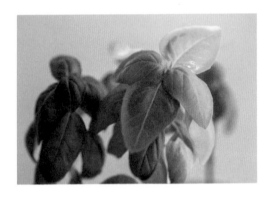

拉丁學名
Ocimum basilicum

　　羅勒的名字源於希臘文「皇家」的意思，有著極高的價值，被比喻為皇帝般的植物。印度人視它為神聖的草藥，經常應用於阿育吠陀療法中，印地安人則會用來祭神。是常見的料理用香草，被稱為香草之王，可治蚊蟲叮咬。

　　可調整自律神經，安撫緊張壓力，集中精神，幫助記憶力。給予人愛與信心，治療悲傷、憂鬱，改善優柔寡斷，使感覺敏銳，以及對抗歇斯底里。

　　功效：幫助消化系統，緩解便祕、腹瀉、噁心、嘔吐、頭痛、偏頭痛、痛風、腹部絞痛等症狀。刺激雌性激素分泌，有催情、調節月經過少功效，並促進循環，舒緩抽筋、肌肉痠痛。具殺菌作用，可對抗呼吸系統疾病，幫助醒酒，降低血液中的尿酸成分。

主要成分
沉香醇、丁香酚、松油烯、桉油醇
頭髮保養
改善頭皮循環，刺激毛囊，改善脆弱和稀疏的頭髮，促進生髮、去瘙癢
皮膚保養
有滋潤皮膚作用，改善乾性缺水、老化鬆垮、粗糙，對皺紋有緊實作用，改善眼袋及黑眼圈。能清潔毛孔堵塞與粉刺，減少痘痘生成
香味｜辛香淡甜味，和九層塔的香味

類似
萃取部位｜花、葉子
萃取方法｜蒸餾萃取法
使用方法
護髮、按摩、護膚、泡澡，用於薰香能使頭腦清晰，減輕過度用腦後的疲勞
蒸 發 率｜前中調
注意事項｜嬰兒、懷孕、哺乳期避免使用

20 杜松 Juniper berry

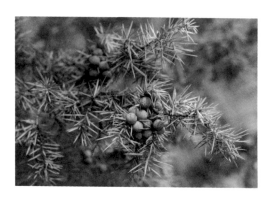

拉丁學名
Juniperus communis

　　中古時期,杜松被視為萬能藥,是天然的解毒劑,可淨化空氣、空間,使呼吸更順暢,法國的醫院中,會燃燒杜松避免傳染。杜松也用在祭神、驅魔的焚香上,潔淨身心靈,有助冥想、醒腦、集中注意力,提升孩子們的自信心。杜松子也是製造琴酒的主要成分之一,所以琴酒又被稱為「杜松子酒」,杜松也會使用在木乃伊的防腐工程中。

　　功效:消除水腫、減輕體重,去除體內尿酸、毒素堆積。改善風濕、關節炎、止痛、痛風和腎結石、膀胱炎。

主要成分
松油烯、檸檬烯、月桂烯、松香醇

頭髮保養
改善油性髮質,促進頭髮生長、血液循環、排毒,對毛躁髮質有保濕作用,並防掉髮

皮膚保養
殺菌、抑制皮脂與改善粉刺、濕疹的作用,治療痘痘

香味 獨特的清新木頭香氣

萃取部位 果實和葉子

萃取方法 蒸餾萃取法

使用方法
護髮、薰香、按摩、護膚、泡澡

蒸 發 率 前調

注意事項 敏感肌膚請小心使用,懷孕前、中期避免使用

補充應用
葡萄乾浸泡琴酒 3 個月後,每天食用9 粒,可改善關節痠痛(含有酒精成分,請斟酌食用)。

21 佛手柑 Bergamot

拉丁學名
Citrus aurantium ssp. bergamia

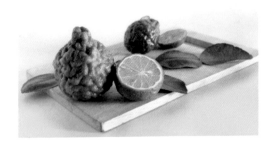

　　歐洲最早殺菌退熱的草藥，拿破崙時期廣受喜愛的香水材料，也是經典古龍水的關鍵成分。精神方面能幫助緩解焦慮、憂鬱、不安，消除沮喪，釋放壓力，並恢復活力，平靜心靈。具有抑菌、除臭、驅蟲的效用。紅茶中加入佛手柑風味即變成皇家伯爵茶。

　　功效：改善喉嚨痛及退燒。增進食慾，減緩脹氣、消化不良，調節規律的食慾。治療口腔炎、支氣管炎、泌尿系統感染、濕疹、牛皮疹。

主要成分｜
檸檬烯、芳香醇、沉香酯
頭髮保養｜
對禿頭和掉髮有效，適用於油性髮質
皮膚保養｜
改善油性皮膚、面皰、粉刺、皰疹，協助促進傷口癒合
香味｜清新的淡甜香氣
萃取部位｜果皮
萃取方法｜壓榨法

使用方法｜
護髮、薰香、按摩、護膚、泡澡
蒸發率｜前調
注意事項｜避免高濃度使用，以免引起敏感
適用護髮的配方油｜
摩洛哥堅果油、澳洲堅果油、山茶花油、荷荷芭油、蓖麻油等混合佛手柑精油

精油成分功效表

主要化學成分	作用特質	代表精油
單萜烯	• 頭髮作用：止頭皮癢、抗發炎、抗掉髮、兩側白髮 • 身心作用：激勵、刺激膽汁、安眠、止痛	甜橙、檸檬、乳香、杜松、絲柏
倍半萜烯	• 頭髮作用：白髮、掉髮 • 身心作用：消炎、消除恐懼	大西洋雪松、薑、依蘭、乳香、百里香
單萜醇	• 頭髮作用：抗掉髮、頭皮屑、蟎蟲 • 身心作用：止痛	天竺葵、歐薄荷、茶樹、薰衣草、沉香醇百里香、綠花白千層
倍半萜醇	• 頭髮作用：白髮、禿髮、頭髮老化再生 • 身心作用：平衡內分泌、抗病毒	檀香
單萜酮	• 頭髮作用：再生 • 身心作用：舒緩血管擴張、抗菌防腐（*嬰兒、孕婦禁用）	鼠尾草、藍膠尤加利
酮	• 頭髮作用：掉髮、白髮、再生 • 身心作用：預防血管硬化，抗病毒	胡椒薄荷、迷迭香、鼠尾草
酯類	• 頭髮作用：頭皮發炎止癢、抗痘、軟化頭皮 • 身心作用：降血壓、止痛	真正薰衣草、依蘭、佛手柑、快樂鼠尾草
酚類	• 頭髮作用：頭皮抗菌、止癢 • 身心作用：止痛、激勵、強化免疫功能、刺激神經系統	羅勒
醚	• 頭髮作用：舒緩、放鬆頭皮 • 身心作用：止痛、鎮定神經、類雌激素、抗過敏	羅勒、甜茴香
醛類	• 頭髮作用：油性消炎、止癢 • 身心作用：鎮靜神經	檸檬香茅、檸檬尤加利

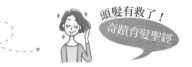
芳香醛	● 頭髮作用：抗菌、抗頭皮屑 ● 身心作用：助消化	茴香
氧化物 （桉葉油醇）	● 頭髮作用：消除蟎蟲 ● 身心作用：止痛、殺菌、消除恐懼	藍膠尤加利
香豆素	● 頭髮作用：軟化頭皮 ● 身心作用：促進血液循環、鬆弛神經	佛手柑

精油DIY護髮保養配方

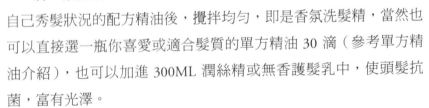

先判斷自己的髮質，選擇適合自己的配方，讓精油改變你的髮質，預防頭皮老化。

應用方法一 天然洗潤髮配方

將一瓶無香味洗髮精 300ML 加入適合自己秀髮狀況的配方精油後，攪拌均勻，即是香氛洗髮精，當然也可以直接選一瓶你喜愛或適合髮質的單方精油 30 滴（參考單方精油介紹），也可以加進 300ML 潤絲精或無香護髮乳中，使頭髮抗菌，富有光澤。

◆油性頭皮屑配方
　　雪松……………… 20 滴
　　絲柏……………… 10 滴

◆油性掉髮配方
　　快樂鼠尾草………… 20 滴
　　杜松……………… 10 滴

◆乾枯頭髮配方
　　天竺葵……………… 20 滴
　　薰衣草……………… 10 滴

◆水妹妹魅力香氛配方
　　天竺葵……………… 20 滴
　　玫瑰……………… 10 滴

應用方法二 天然浸泡式護髮

洗完頭髮後取一盆溫水加入適合您髮質的精油 1-2 滴（參考單方精油介紹）和 50 公克檸檬酸，將頭髮浸泡 5 分鐘後用溫水洗淨，如果不加檸檬酸的話，可以不必沖洗。有護髮、柔順髮絲作用，可代替潤髮乳、護髮霜、護髮油功效。

應用方法三 對症噴霧

自製毛躁髮質噴霧和頭皮精華液，準備一個 60ML 的空瓶，選擇適合你的配方，將配方中材料混合均勻後即可使用，建議盡快用完，在每次使用前都必須搖均勻。洗完頭將頭皮吹乾，噴在有白髮、頭皮屑、掉髮的頭皮上或是毛躁髮尾上。如果不想製作配方，建議選購純植萃產品才能安心使用。目前國產品牌 ALIESSENC 亞莉生技的黑髮、生髮精華液都符合植萃標準，但市面上已有各種仿冒品，且非常氾濫，讀者在選購時可先看清楚，台灣公司販售的才是正品。

◆毛躁髮質噴霧配方

噴在髮絲上具有護髮，讓頭髮柔順有光澤。

迷迭香⋯⋯⋯⋯⋯ 2 滴	檸檬醋或蘋果醋⋯⋯⋯ 5ml
天竺葵⋯⋯⋯⋯⋯ 2 滴	加純水或橙花純露混合。

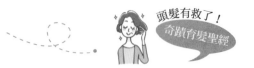
◆生髮噴霧——抑制頭皮油脂分泌、抗屑

　　這必須有耐心的使用 3 個月以上，會看見毛髮的改變，可防止掉髮增多。一旦開始長出細毛，慢慢地髮量會豐盈起來（建議搭配完整療程洗髮精、噴霧、按摩精油一起使用）。

迷迭香	2 滴	蓖麻油	2 滴
快樂鼠尾草	1 滴	檸檬醋	5ml
依蘭	2 滴	純水或雪松純露	50ml

◆白髮噴霧——幫助黑髮健康生長

　　建議使用 3 個月以上，按照本書洗髮按摩方法，可防止白髮增多，一開始會從靠近脖子的地方長出黑髮，慢慢變黑喔！慢慢的髮量也會豐盈起來。

薰衣草	2 滴	白芝麻油	1 滴
杜松	1 滴	純水或雪松純露	50ml
天竺葵	2 滴		

噴霧使用步驟：

　　1. 一排一排噴在頭皮上

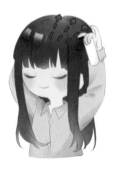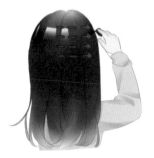

2. 雙手在頭皮上按摩吸收

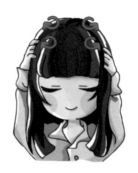

應用方法四 **護髮按摩油 & 髮膜**

按摩頭皮可促進血液循環、軟化頭皮，臉要敷臉頭皮也要敷髮膜。將精油加入基底油混合均勻後，滴在禿髮或白髮的頭皮上，由頭頂髮際線開始，在頭部左右兩側一層一層塗抹於頭皮上，配合按摩頭皮，或是使用刮痧板放鬆頭皮，停留 30 分鐘後用洗髮精洗淨即可。

增加髮量

◆掉髮・禿髮・養髮油配方

①茶樹……………… 8 滴	依蘭……………… 6 滴
雪松……………… 8 滴	薑………………… 8 滴
檸檬……………… 6 滴	蓖麻油…………… 30 ml
②羅勒……………… 6 滴	薰衣草…………… 10 滴
迷迭香…………… 10 滴	蓖麻油…………… 30 ml
檸檬……………… 6 滴	

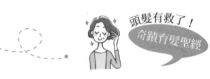

◆女性掉髮養髮油配方

　迷迭香……………10 滴　　　天竺葵……………8 滴

　快樂鼠尾草………10 滴　　　荷荷巴油…………30ml

　杜松………………10 滴

◆頭頂兩側掉髮養髮油配方

　迷迭香……………10 滴　　　依蘭………………6 滴

　檸檬香茅…………10 滴　　　蓖麻油……………30 ml

　羅勒………………6 滴

舒爽修護

◆油性頭髮配方

　歐薄荷……………3 滴　　　茶樹………………15 滴

　杜松………………15 滴　　　山茶花油…………30 ml

◆乾性頭髮配方

　乳香………………15 滴　　　檀香………………6 滴

　薰衣草……………15 滴　　　橄欖油……………30 ml

◆油性頭皮屑養髮油配方

　茶樹………………10 滴　　　雪松………………10 滴

　檸檬………………8 滴　　　歐薄荷……………3 滴

　百里醇百里香……5 滴　　　山茶花油…………30 ml

◆乾性頭皮屑養髮油配方

　薰衣草……………15 滴　　　檀香………………8 滴

　天竺葵……………15 滴　　　橄欖油……………30 ml

◆脂漏性皮膚炎配方

佛手柑……………10 滴　　　迷迭香……………10 滴

茶樹………………10 滴　　　胡桃油……………30ml

烏黑柔順

◆頭頂白髮增黑養髮油配方

迷迭香……………8 滴　　　檀香………………6 滴

薑…………………8 滴　　　百里醇百里香……8 滴

依蘭………………6 滴　　　山茶花油…………30ml

◆兩側白髮配方

迷迭香……………10 滴　　　乳香………………3 滴

檸檬………………3 滴　　　歐薄荷……………2 滴

杜松………………3 滴　　　黑芝麻油…………30ml

◆後腦勺白髮配方

絲柏………………6 滴　　　依蘭………………8 滴

快樂鼠尾草………8 滴　　　薑…………………6 滴

天竺葵……………8 滴　　　黑芝麻油…………30ml

精油SPA頭皮、頭髮保養方法

◎精油按摩：洗頭前用木梳梳開頭髮後，將調好的複方油塗抹在白髮、掉髮的頭皮上，可用拳頭、指腹，或是掌根按摩10分鐘，按摩完後可再用刮痧按摩棒按摩5分鐘，搭配熱療法或直接停留30分鐘～1小時，最後用洗髮乳洗淨即可。

◎熱療法A：毛巾沾濕放入微波爐加熱30秒左右，用熱毛巾把頭髮包起來，再用乾毛巾包在外層保溫，直到熱毛巾冷卻，再用洗髮乳洗乾淨即可。

◎熱療法B：將精油配方塗在頭髮上，戴上插電護髮帽，使用護髮帽最好停留30分鐘，再用洗髮精以溫水洗淨。頭髮還會發出淡淡香氣，有助於髮質恢復青春。

頭 皮 spa 護 理

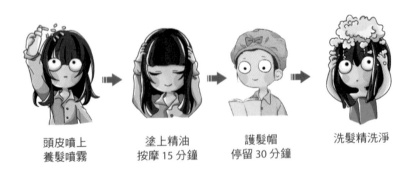

頭皮噴上　　　塗上精油　　　護髮帽　　　洗髮精洗淨
養髮噴霧　　　按摩15分鐘　　停留30分鐘

花精是什麼？為什麼生髮、黑髮產品要加入花精呢？

花精療法是由英國愛德華・巴曲（Edward Bach）醫師發明。有細菌學家、免疫學家兩項醫學學位。他主張理想的治療是溫和而無痛，致力於免疫學之研究，發現腸道慢性病的根源是許多的細菌引起的，於是應用腸道細菌開發注射疫苗以緩和慢性病，這些疫苗於 1918 年全球流行性感冒盛行時救治了許多患者而轟動一時。

巴曲醫師擔任倫敦同類療法醫師，發現有類似性格的病人，雖然病症完全不同，但卻使用相同的處方箋，有很好的效果，後來研發了花精療法以治療情緒方面的疾病，效果迅速。

花精是一種口服液體，由最純淨的水源、空氣、土壤、環境採摘的花朵、枝葉萃取之液體。作用機轉來自植物的信息。英國大醫院常使用花精來治療病人的情緒。2014 年我研究花精添加於化妝品，沒想到具良好的效果，共著作兩本花精應用化妝品的論文。疾病是人格的缺失，是外在疾病的根源，爾後更添加入再生活髮液及活化黑髮液中，發現直接由皮膚吸收可改善內在情緒，放鬆壓力，當情緒壓力解除，外在的頭髮問題，黑髮、生髮速度也加快了，因為心靈解決了頭髮根源的問題。

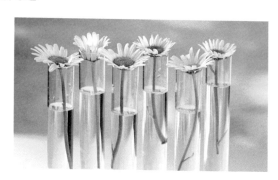

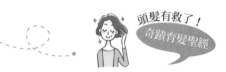
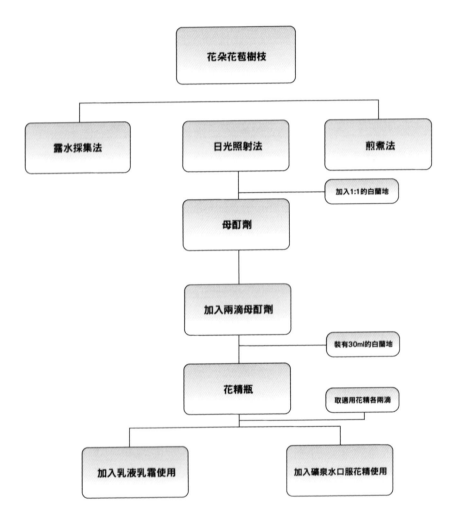

花朵花苞樹枝

露水採集法　日光照射法　煎煮法

加入1:1的白蘭地

母酊劑

加入兩滴母酊劑

裝有30ml的白蘭地

花精瓶

取適用花精各兩滴

加入乳液乳霜使用　加入礦泉水口服花精使用

適合觸發活化生髮的花精

1. 鳳仙花（Impatiens）

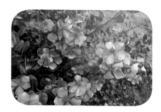

鳳仙花，鳳仙花科（Balsaminaceae），花形如鳳冠狀，古埃及豔后將花瓣搗碎，汁液可染指甲，染了之後不易褪色，也常運用於天然染髮劑，種子成熟碰觸後，會裂開彈出黑色種子，又稱急性子。常見花色有紫紅色、白色、紅色。

鳳仙花的花朵具有利尿止痛、通筋活血等作用。

花精心靈處方療效個案　放鬆生活步調，降低發脾氣的頻率

李小姐性格很急躁、愛發脾氣，是白羊座，但脾氣來得快去得也快，是個念頭轉得快，動作迅速如雷敏捷伶俐的人，做事態度非常有效率。李小姐有個動作很慢的妹妹，讓她稍等李小姐就變得躁動不安、心急，寧願自己來也不請求妹妹幫忙。說話一針見血，心直口快，說者無心，聽者卻傷人；談話中會插話，或急著幫別人下定論，需求助他人時很直接不拖泥帶水。在開會或上課時一有機會則企圖離席；鳳仙花花精協助李小姐放鬆生活步調，降低發脾氣的頻率，對人提高耐心，較願意花時間與人相處，增加親和力。鳳仙花具鎮靜、緩和急躁症狀效用而被加入救援花精裡，救援花精是歐美家庭普遍備用的 DIY 花精。常覺得別人動作慢的人是缺乏耐心的人，當你培養出耐心就不會感到別人很慢了。

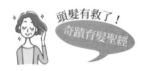

生理狀況：肝、心，給急性子、急躁症、過動兒

經典名句：快一點啊！我先說！

✧ 小知識

什麼是急救花精？

救援花波又稱急救花精，是由巴曲醫生(Bach)挑選五種花精所調配而成的複方花精，分別為：聖星百合、岩玫瑰、鐵線蓮、鳳仙花、櫻桃李，可改善考試前等重大壓力、緊急事件、極度不安，能迅速發揮緩和的功效。

---

2. 鐵線蓮（Clematis）

鐵線蓮拉丁文名：*Clematis florida Thunb*，中文別名：番蓮、威靈仙、山木通，屬多年生藤本為毛茛科（Ranunculaceae），花有芳香氣味，具有「攀援植物皇后」的美譽，在西方與日本的園林中，鐵線蓮佔有相當重要的地位，花色豐富豔麗，花型多變，花期長，屬於藤木植物。

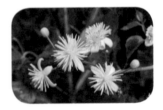

花精心靈處方療效個案 從白日夢中回到真實世界裡

黃小姐不喜歡談論真實現況人生，如死亡、生病的負面話題，

對現實缺乏興趣，黃小姐是雙魚座，經常沉浸在美好快樂的幻想世界，對未來很愛做白日夢，享受白日夢的如其所願，黃小姐每分每秒都按自己緩慢的步調進行，想法沒有任何困難、擔憂、急躁，但卻不做太多的努力讓願望實現。面對壓力時，使黃小姐暈頭轉向、丟三落四。缺乏方向感，參與朋友聚會時，若談話不夠吸引人，便興趣缺缺心不在焉，因此也常錯失良機，常會神遊在自己的世界。對於周遭動靜渾然不覺。這樣的人通常是具創意、藝術氣質、敏感度。

有些人因易分心健忘，缺乏注意力，常會忘記剛說過的內容，因此鐵線蓮花精很適合協助愛做白日夢的人清醒，帶回現實人生中。

生理狀況：失去意識，易頭暈腦脹、眩暈、過動兒，及因藥物而昏沉引起的副作用都有良好的效果。

經典名句：我忘記了。

---

3. 野生酸蘋果（Crab Apple）

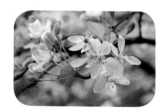

野生酸蘋果又名野山楂（Malus），我們吃的蜜餞山楂，叫做 Hawthorn，在中國叫做海棠樹，為加拿大東部一帶最受歡迎的前庭院樹之一。春天的花開得最

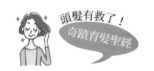

美，花型似蘋果花，滿樹的花，比櫻花更美，大篷大篷的迎面而
來。花是粉色、紫粉色。單瓣或複瓣之外，有些花像梅花、玫瑰。
與蘋果同個家庭，都屬於薔薇科。野山楂是小型樹木，有些是灌
木。最高不超過 12 米。夏日結果子，型似小蘋果，果實非常酸又
澀，不能直接食用，連松鼠都很少碰。直徑大小約一～四公分，野
山楂經過慢火煮，加入糖可製成果醬。

花精心靈處方療效個案 放大自我的優點愛自己

　　蘇小姐與人相處常用高度完美角度來衡量自我一切，這種自我
的完美主義為 12 星座中的處女座特質，常用放大鏡來檢視人、
事、物、環境，因過於挑剔自己身上缺點而苦惱，看著不喜歡的人
用過的東西，就像被汙染過似的，甚至感到全身發癢。這潔癖的生
活習慣，對環境裡的細菌過度戒慎，非常想擺脫像毒藥般的污染
物。想強烈地清洗自己。而女兒也像極了自己，因怕弄髒身體，討
厭在戶外玩耍。蘇小姐有強迫性人格，愛幫孩子洗手，總認為細菌
藏在任何角落，浴室通常一塵不染。有幾年與老公無性生活，後來
老公因外遇離婚，但對方不愉快的存在感一直處在記憶中。野生酸
蘋果是個潔淨的處方花精，被人利用也可用野生酸蘋果來消除負面
的感受。蘇小姐使用野生酸蘋果後改善了心理狀況，放大自我的優
點愛自己，每天與自我做正能量的對話——「我是最棒的」等方式
練習，學習接納包容其他人事物。

生理狀況：野生酸蘋果是可淨化身心靈的配方，身體受毒素的感染或生病、皮膚敏感適用

經典名句：這還不夠好！

4. 胡桃（walnut）

又稱作羌桃、合桃、萬歲子，為胡桃科胡桃屬（學名 *Juglans*）植物的統稱，原產於中亞地帶。高達 20-25 米；樹幹較別的種類矮，樹冠廣闊；樹皮幼時灰綠色。奇數羽狀複葉長 25-30 厘米，葉柄及葉軸幼時被有極短腺毛及腺體；小葉橢圓狀卵形至長橢圓形。

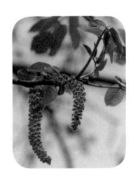

花精心靈處方療效個案 保護內在心靈的作用，適合在變動狀態使用

范小姐於家人或同事間相處不悅，但必須同處一個屋簷下，面對必須住在吵雜的環境中使用胡桃讓自己能適應這樣的環境。

胡桃可改善更年期、青春期、退休、懷孕、換牙、升學、升官、移民、換工作、搬家等處在變動狀態時使用，對身心靈較易受影響的人是很好的處方。其他像是移動到能量比較複雜的地方，如出門到公共場所，如搭高鐵，或醫院、參加喪事等負面能量的環境中時可使用。另外，從事算命師、心靈老師、星座專家等靈性工作者，或從事健康產業的人，例如美容師、推拿師、算命師、治療師、看護等工作者也適合常備使用。

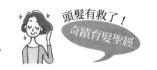
胡桃花精可將內在與過去的情感連結切斷，胡桃具有保護內在心靈作用，身處於壓力之下，仍可保有一顆淡定的心。

生理狀況：皮膚敏感

經典名句：不要再變了！

🪮 5招教會你「聰明選購洗髮乳」購物指南～這樣選你不會踩地雷

┃1. 選用天然溫和的單效洗髮乳

雙效合一的洗髮乳主要是為了方便，確實只需洗一次就好。其清潔力效果比單效洗髮乳差，利用陽離子聚合物，表皮留下一層保護膜，殘留物讓頭髮變得很厚重。嚴重的話甚至會引起過敏、皮膚病、頭皮毛囊阻塞。

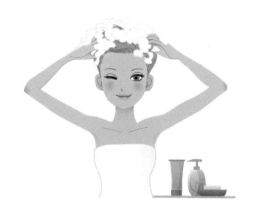

┃2. 選用透明洗髮乳

透明的洗髮乳大都是天然油脂或使用胺基酸成分的介面活性劑，是安全的洗髮乳，適用全家大小。石化合成的洗髮乳一定是白色洗髮乳，製程中若產生混濁現象，最後會添加色素染上顏色，有

些為了讓產品看起來好看，會添加白白亮亮的成分，例如二氧化鈦或者是氧化鋅、雲母。

3. 選用弱酸性洗髮乳

頭髮成分內的胺基酸平均值在 pH4.0 至 5.5 之間，頭髮處於最佳狀態，若是超出 pH 值太低或太高，頭髮便處在受損狀態。由於頭髮表皮鱗片會因酸而合攏，因鹼而張開，所以當頭髮接觸不同液體或產品時，頭髮表皮鱗片會產生不同的現象。

洗髮乳的 pH 值最好是弱酸性，適合每個人使用，不管是產後掉髮、白髮、禿髮問題，或是中、乾、油性也適合選用弱酸性洗髮乳。讓頭髮處在弱酸環境裡，能抑制細菌的生長，加強頭皮防護功能。而燙染髮後的髮質由於所用的藥水都屬高鹼性溶劑，頭髮乃至毛囊都會受損傷。

建議不能用 pH 值> 8 的鹼性洗髮水，否則會加速毛髮老化，導致脫落。

4. 選購無添加

預防「經皮毒」化學傷害最好的辦法，就是將洗護髮用品、日用品更換為安全無添加的品牌！日常用品不要以香味或外觀、價格來挑選。應選擇天然植萃無色素、香料的洗護髮用品。但也應注意，現今越來越多人重視天然，有些廠商打著天然名號，但葫蘆裡賣什麼膏藥就要仔細瞧才會知道，明明包裝標的成分名稱有 80％含化學添加，只有那一點點天然，就說都天然，請大家看清楚商品成分說明以免上當喔！

| 5. 選購有堅持三不原則的品牌

不加人工色素：洗髮乳呈透明成分，無添加色素或白色化學成分。

不加香精：香味太重的洗髮乳，對「敏感性頭皮」會產生刺激。

不加化學成分：化學成分易造成頭皮發炎敏感，使用葡萄糖甘、天然活性劑、椰子油提煉起泡劑，代替化學界面活性劑、化學起泡劑、環境荷爾蒙、矽靈。

洗髮乳應該依自己頭皮和髮質來選擇，也並非一家人都適用同一瓶洗髮乳！挑選天然萃取溫和洗髮乳，若原料有 COSMOS、ECOCERT 等國際有機認證，讓人更放心！避免化學物質如矽靈、石化界面活性劑（SLES）等等對頭皮與頭髮的刺激。

古代時候淘米水、稻草燒成灰就是古人最常用的「洗髮乳」，現今科技發達成分多樣，不容易找到純天然的洗髮乳，洗髮就如洗車，洗不乾淨用再好的車蠟都不會發亮。洗髮乳挑選，還是要取決於自己是哪一種頭皮類型髮質，找到最適合自己的洗髮乳喔！

專欄 依你的髮質挑選天然洗髮乳

植物性的洗髮乳生產成本高、泡沫細，頭髮洗後可以增加光澤，不傷害頭皮跟頭髮，天然無副作用。洗完通體舒暢就如吸入新鮮空氣般，放鬆舒壓。使用天然洗髮乳，可將堆積在頭皮的微生物毒素清除之後，頭髮便會重新長出來，改善掉髮或白髮問題。

菲菲洗髮乳

菲菲洗髮乳適合中、油性髮質，控油去屑，改善頭皮出現紅腫熱痛、乾癢、嚴重的頭皮屑、毛囊炎、掉髮等問題。菲菲洗髮乳含咖啡因、金縷梅、蘆薈、薰衣草植萃成分，洗後清爽蓬鬆豐盈飄逸，不易掉髮，維持頭皮健康，提升頭皮防禦力。將堆積在頭皮的微生物毒素清除之後，頭髮便會重新長出來，改善掉髮或白髮問題。

亞莉洗髮乳

泡泡綿密，適合中、乾性髮質，保護燙染後髮質，且不易褪色，改善敏感、乾癢、頭皮屑。洗後柔順有彈性，含迷迭香、人參、茴香等天然成分。

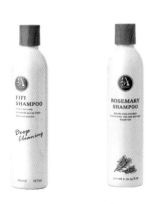

菲菲洗髮乳　　　亞莉洗髮乳

CHAPTER 7

洗頭護髮
也有大學問？

🪮 頭皮重清潔，髮質重油脂滋潤

頭髮油脂主要由皮脂分泌產生，若兩天不洗頭，靠近頭皮的髮根最油，距離頭皮越遠，油脂就越少，所以髮尾易分岔。因此頭皮清潔比頭髮清潔更重要，要維持頭皮健康，重點要做好頭皮清潔。

頭髮乾澀粗糙是因老化的角蛋白結構形成，也會造成分岔，需靠護髮產品做頭髮保養，讓頭髮看起來滑順、光滑、閃閃動人、不毛躁…。世上根本沒有洗髮乳可以做到完美清潔頭皮又兼具護髮效果，因頭皮重清潔但髮質重油脂滋潤，而市售的洗護髮雙效洗髮乳，會讓頭皮上多負擔了些原本只需要擦在髮尾上的油脂或化學品。

蟎蟲是造成頭髮油膩的元凶

大多數頭皮過油是因為皮脂分泌過多，易發炎而至禿髮。也因蟎蟲以毛囊為寄居場所，靠啃食毛囊、髮根和皮脂腺而活。吃飽之後，為了幫助消化油脂，它會分泌一種解脂酵素（lipase），這種酵素會分解頭皮內的皮脂腺，讓皮脂腺失控，不停出油，更會阻塞毛囊生長，使毛囊缺乏養分，功能下降。頭髮掉落後生長緩慢，造成

頭髮脆弱易掉、頭癢、頭屑變多、頭髮稀疏。

一隻蟎蟲的壽命僅僅只有 15 天，但它們的產卵和繁殖能力超強，如不加以控制，蟎蟲可達到 400 萬隻。蟎蟲小到肉眼看不見，有哪些現象可判斷出蟎蟲在我們的頭上呢？

有蟎蟲的徵兆

A. 蟎蟲屬於夜行寄生蟲，會分泌促進油脂產生的酵素，出油快，洗完頭，睡一覺第二天，早上就發現頭髮變得很油，用紙巾輕壓頭皮有油脂。

B. 蟎蟲進出毛囊會帶來細菌，導致毛囊發炎、發癢，也會長出摸上去會痛的痘痘。

C. 蟎蟲喜歡聚集在頭髮分界線處，長期破壞使得分界線掉髮多，再長出來的頭髮髮根粗糙。

D. 用手摳頭皮有油膩的白色粉末頭屑。

E. 頭皮長期遭到蟎蟲破壞，頭皮會莫名的發癢，洗完頭第二天就開始癢。

喜愛吃辛辣食物，也是讓頭皮與臉皮容易出油的兇手！

飲食不均、吃辛辣食物、過度疲勞、藥物、精神壓力、不良情緒、睡眠不足、熬夜也影響內分泌失調，雄性激素偏高。

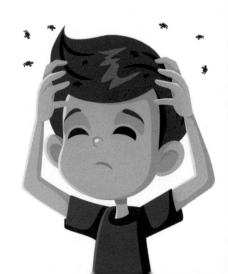

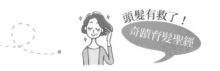

| 健康的皮脂分泌狀態

如同前面所說，頭皮與臉皮是同一張皮，皮脂腺分佈全身，以頭皮及臉部分佈最多。頭皮上的皮脂是額頭跟鼻頭的兩倍分泌量，皮脂分泌與髮質、皮膚潤滑關係密切，正常 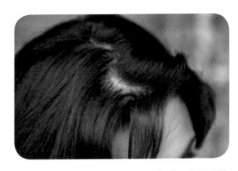 的皮脂分泌大約每公分 120g ～190g，超過 190g 表示皮脂分泌過多。皮脂分泌的強弱影響皮膚的防禦力，若肌膚敏感，因氣溫季節變化、灰塵、空調都是過敏原，一流汗就容易發紅、發癢，肌膚、頭皮容易乾燥，敏感可能代表皮脂腺分泌力比較弱，我們可以依自己出油狀況了解髮質屬性。

用指腹按在頭皮上稍微用力摩擦，如果指腹有些微微的亮光，就代表皮脂的分泌正常，皮脂分泌過多的油性髮質會讓人很困擾。建議養成良好的生活飲食習慣是護髮的第一步。

該多久洗一次頭？先分析出油程度

正確的洗頭很重要，洗頭多久洗一次，取決你的髮質、頭皮出油程度、天氣是否炎熱與出汗程度。如果頭皮屬於油性髮質的人，今天洗頭，隔天就會開始出油，我建議最好每天洗頭。

如果你隔天還不會出油，洗完第 2 天才出油，屬中性的髮質，2 天洗一次就可以了。

而乾性髮質頭皮皮脂分泌很少，頭皮可能因為過乾呈現粗糙，

頭髮末梢也可能因為缺乏油脂而呈現乾燥的現象。

經過染燙或年紀增長，分泌的皮脂會越來越少，這時候可降低洗髮的頻率，或許 3 天洗一次就好。

髮質類型	出油程度	洗頭建議次數
油性髮質	很容易出油，今天洗頭，隔天就開始出油	天天洗
中性髮質	今天洗頭，洗完第 2 天才出油	2 天洗一次
乾性髮質	皮脂分泌很少	3 天洗一次

※以上參考，隨著季節變化或運動量、出汗狀況不同，記得隨時調整洗頭的頻率喔！

洗頭後最佳狀態

頭皮被適度清潔，不會因為太乾而發癢、脫屑或嚴重掉髮。如果你是短頭髮，洗完頭其實不太用擔心髮尾乾燥、分岔的問題，你只需要單純的洗髮乳就可以。

長髮的人髮尾容易乾燥才需要護髮喔！

頭皮有狀況，一起找答案

頭皮為什麼一直癢——毛囊發炎在作怪

因油脂分泌過多，皮脂的黏性會增加，時間長後在毛囊口堆積了油脂汗垢容易氧化，產生細菌感染，造成毛囊發炎、掉髮。有些痘痘有可能是過敏引起的，建議清淡飲食，減少肉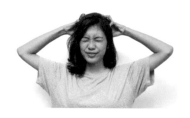類攝取量，選擇天然優質植萃洗髮乳洗頭，就能改善。

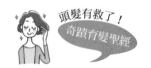

頭皮屑怎麼來——頭皮太乾、太油，都可能產生

頭皮細胞的角質化不正常，不成熟的角質大片脫落，就形成頭皮屑。冬天氣候乾燥，皮膚會脫皮，頭皮也會脫皮，太乾讓頭皮屑增多；夏日酷熱皮脂分泌高，易頭皮癢、出油皮屑芽孢菌會迅速增加，嚴重時還可能引起皮膚炎、皮膚發紅等現象。選擇天然洗髮乳洗頭，就能改善。

頭皮又癢又發紅——過敏性皮膚炎

敏感性頭皮容易出現頭皮癢、頭皮發紅的現象。這狀況大多與體質敏感有關，多是因染、燙髮、化學美髮用品成分、洗髮、護髮用品等，遭受到外界刺激產生的一種過敏反應。過敏性皮膚炎大多是使用化學成分髮妝品引起的，建議使用天然油脂成分的優質植萃洗髮乳洗頭，改善過敏現象。另外護髮用品，最好使用天然護髮油。除了髮油外，礦物油、矽靈等化學添加都是過敏原之一。

頭皮乾癢脫屑——脂漏性皮膚炎

現代人生活壓力大，情緒緊張，身體疾病多，熬夜、季節變化，高熱量、高脂、煙酒、高糖等食物，易造成皮屑增加，局部皮脂分泌異常增大，嚴重產生脂漏性又稱濕疹，常會伴隨乾癢脫屑、頭皮屑的發生，通常由以下因素引起：

（1）體質

（2）食用過多的化學產品

（3）使用類固醇和抗生素造成惡化引起的症狀

請避免甜食、油炸物、飲酒、海鮮類的食物，多吃天然食物，

建議應重新改變生活習慣。要避免抽菸、少吃高熱量、高脂肪及刺激性食物，同時要減少工作壓力及減少熬夜，使情緒保持輕鬆的狀態。而有頭皮屑，選對洗髮乳是保持頭皮清潔健康的首要步驟。成分一定要天然植萃。以上頭皮症狀如果使用天然洗髮乳仍有嚴重症狀建議需要就醫。另外，使用精油按摩是清潔深層頭皮的重要方法，可參考 P.105 精油按摩的好處。

正確洗髮乳＋正確洗頭方法＝洗頭100分

　　頭皮清潔非常重要，不安全的洗髮乳如化學起泡劑，會阻塞毛囊；化學染燙髮藥劑、髒又潮溼的安全帽等，易引起細菌感染而產生禿頭。微生物殘留及毒素污染皮膚，造成細胞的變化，毛囊周圍養分循環系統受干擾而失去平衡，頭髮失去養分就容易產生掉髮。另外，優質洗髮乳還要搭配正確洗頭方法才能 100 分喔！

洗頭的水質也很重要

　　自來水中的氯，也會被頭皮吸收，是傷害頭皮的一種毒素，很多頭皮癢、敏感的人，在蓮蓬頭上裝上除氯的蓮蓬頭後，從此改善頭皮發癢症狀。

洗髮與護髮產品分開購買

　　洗髮的清潔重點是清爽，洗去油脂、污垢，防止細菌生長；而潤髮是為補充油脂，髮絲才能細滑柔潤亮麗。兩者的作用恰恰相反，所以購買洗護合一的洗髮乳，結果可能洗不乾淨、潤不徹底。洗頭就是洗頭、護髮就是護髮，兩個的重點完全不一樣的喔！先把頭皮洗乾淨，頭髮才能長得茂密。

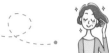
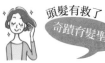
正確的洗髮步驟

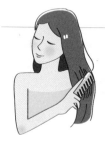

STEP 1　梳開頭髮

洗髮前用寬齒梳將頭髮打結的地方梳開，短髮可用手指頭梳，這動作可把頭髮上灰塵梳掉。

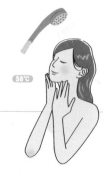

STEP 2　沖水

用清水沖洗頭皮與頭髮，邊沖水邊往頭皮拍水，將灰塵汙垢、頭皮上的油脂及護髮品洗掉，最適合頭髮及肌膚的水溫是 38 度左右的水溫，太熱容易過度去除皮質，造成髮質乾澀。

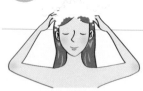

STEP 3　洗髮

依髮量長度使用適量的洗髮乳，加水在手掌上搓出泡泡。將洗髮乳抹到頭皮上，不可大力用指甲抓頭皮。抓洗容易掉髮，用指腹清潔頭皮每個部位效果會更好，洗第一次不需要按摩，因為這些泡沫上有皮脂、灰塵、汗水、汙垢、細菌等，甚至是護髮品，最好快洗先把泡沫都抓掉。洗頭記得洗兩次，第 2 次洗髮乳只需第 1 次的 1/2 量。

洗髮小祕訣

長髮的洗頭重點在先清潔頭皮，越靠近頭皮的頭髮油脂通常會越多，越靠近髮梢油脂會越少。通常髮尾較乾，只要在洗頭皮時順道帶過來一些洗髮乳，就可以洗乾淨了（避免髮尾毛躁分岔，可先在髮尾處擦上護髮油再洗頭或洗完用潤絲精、護髮油）。

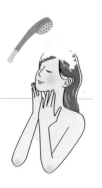

STEP 4　沖洗乾淨

將頭皮完整清洗過後，就可以沖掉。通常女生喜歡將頭往後仰起沖洗，所以後腦勺容易洗不乾淨而殘留洗髮乳，請務必沖洗乾淨；男生會低著頭洗，所以殘留的地方通常在頭頂前方，請記得沖洗乾淨，避免引發頭皮屑跟頭皮癢。

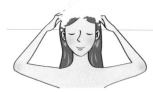

STEP 5　第二次洗髮

第二次輕柔洗髮，可慢慢的按摩頭皮，最好清潔 5 分鐘以上（市售洗髮乳含過多化學成分，反而不要停留頭皮太久，停留時間不超過 30 秒，否則傷害頭皮與身體健康），尤其頭皮過油更要洗久一點，通常我會先讓泡泡待在頭上不沖掉，接著洗澡，等洗完澡後再沖掉即可。在第二遍洗頭時，用指腹或掌根按摩頭部，對生髮或黑髮效果非常有幫助。

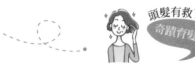
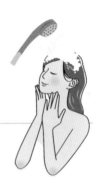

STEP 6　沖洗乾淨

將洗髮乳徹底沖洗乾淨至頭上沒有泡沫殘留，殘留的清潔產品可能會刺激頭皮。

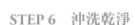

STEP 7　毛巾按壓吸水

選用吸水力強的毛巾以「按壓方式」將水吸乾，切記不要用力擰乾。最好用毛巾把頭髮包起來吸收水分10分鐘後再吹頭髮，你會發現頭髮很快就乾了。（當頭髮潮濕的時候，毛鱗片是張開的，不可濕髮入睡或大力用毛巾搓揉，易使髮絲脆弱、毛鱗片受損）。

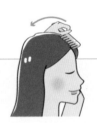

STEP 8　梳開頭髮

用寬齒梳先梳開髮尾再梳開髮根，如果是捲髮，切記不要猛力拉扯，以免頭髮斷裂。也可以使用負離子梳，讓頭髮更柔順光亮。

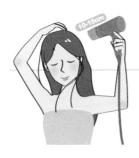

STEP 9　用吹風機吹乾頭髮

吹頭髮應從「頭皮」開始吹，順著毛麟片方向由上往下吹才不會造成頭髮毛躁，或低頭由底部往上吹。溫度不宜太高，控制在 50～60℃以內。髮尾可以吹到 6-7 分乾即可，可以維持比較好的髮質，不可吹全乾以免傷害髮質。

使用吹風機的小祕訣

使用吹風機時，建議吹的溫度不要太高，另外也要保持適當距離（至少 10-15 公分），每個地方停留的時間不要超過 3 分鐘，避免高溫傷害頭髮。最好使用低溫風和含有遠紅外線、負離子吹風機，也會有護髮的效果。

洗髮小提醒

◆盡量避免使用小型吹風機

　　小型的吹風機攜帶方便，但是吹出來的熱風溫度將近 100 度，這種溫度很容易傷害髮質，讓頭髮的水份減少。健康的頭髮含水份有 11％～13％ ，若要使用熱的吹風機可在髮尾處先塗上水溶性的精華液或是護髮油。

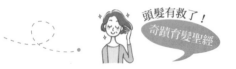
◆洗完頭一定要馬上吹乾

剛洗完頭時，頭皮毛細孔會打開，這時候如果不快將頭髮吹乾，水分會帶走頭皮大量的熱能，頭皮下的微血管會因為頭皮收縮、毛細孔緊閉而無法充血，很容易感冒。一吹到風，受到低溫的刺激也更容易頭痛。

◆千萬不要頂著濕髮直接上床睡覺

頭皮在潮濕的環境中頭髮的角質層處於膨脹狀態極易受損，也會分泌大量的油脂，一旦油脂堵塞毛囊，導致毛囊吸收不到微血管供給的養分，毛囊容易萎縮死亡，而且水分滯留頭皮，會導致氣血循環不良造成落髮情況，吹頭髮的重點就是要把頭皮吹乾，一定要隨時保持頭皮的乾燥，否則也容易會有細菌產生。

頭皮修復小祕訣

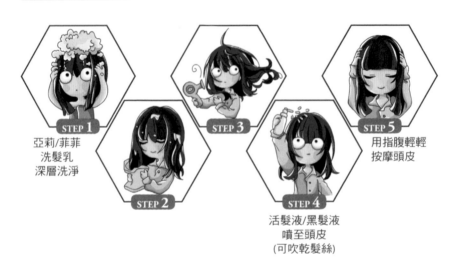

STEP 1
亞莉/菲菲
洗髮乳
深層洗淨

STEP 2

STEP 3

STEP 4
活髮液/黑髮液
噴至頭皮
(可吹乾髮絲)

STEP 5
用指腹輕輕
按摩頭皮

🪮 護髮就是增加保護力

髮根細胞會不斷地繁殖向上生長，黑髮、生髮、護髮都必須要靠他；髮幹的最外層就是毛鱗片，會產生吸收和吸附在鱗片上兩種作用，髮幹的吸附作用有助於頭髮的外在保養，讓頭髮柔軟順暢具有光澤跟保護，吸收作用可以提升頭髮的氧化還原能力，進而改善頭髮的彈性，護髮用品必須具備活化細胞、加速血液循環、新陳代謝、補充養分功能才是完整的保養程序。

│千萬別再用定型噴霧──全球暖化的殺手

定型噴霧產品含二氟甲烷（CH_2F_2）氣體，會造成空氣汙染及全球暖化，也會傷害髮質，經過日光的照射容易導致皮膚炎。這些化學成分若殘留髮絲上，沖洗頭髮時留下來的水會有白色混濁物或冒泡，殘留物質會增加頭皮的負擔，因無法沖洗乾淨，有些會造成毛髮的蛋白質產生變性，反而傷害毛鱗片，髮質受損會越厲害。建議使用護髮油，所有護髮或定型產品只有護髮油才有可能是完全天然的。

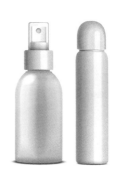

│髮油是最天然的護髮品

使用時不需要接觸到頭皮，先抹在手掌上，只擦髮尾就好。想要改變髮質還是選擇護髮油最好，或盡量找天然成分含量比較多的護髮產品，避免花錢護髮，髮質反而受損。短髮的人只需要選對洗髮乳做好頭皮按摩，髮質就很好，不需要護髮，護髮就是保養髮質

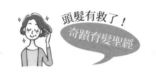
幫助頭髮保持水分，讓頭髮有彈性、光澤、好梳理、不糾結、不易斷裂，做造型蓬鬆有型。長髮髮尾偏乾，清潔後建議要護髮喔！如果不潤髮或護髮，頭髮容易因拉扯而掉髮。

宋代護髮聖品「香髮木樨油」

古代是怎麼護髮的？《詩經》中「豈無膏沐，誰適為容？」的詩句，「膏沐」就是用油脂潤髮。原來早在三千多年前，古人就使用髮油了。宋代，開始提取各種花露，加入油中，而名氣最大就屬「香髮木樨油」。這款名髮油就是桂花油了。《本草綱目》就記載：「（木樨）同麻油蒸熟，潤髮。」桂花油可用來護髮，既能滋養髮絲，又能讓頭髮增添天然的芳香。因為女子大多要盤髮髻，桂花油能讓頭髮更柔順服貼，便於作出繁複精緻的髮型。

護髮配方自己DIY

◆適合各種髮質──桂花油加蛋

作法：將乾燥的桂花放入山茶花油或荷荷芭油中，油的量必須淹過桂花，放三個月即可使用；或加熱 80℃ 煮 10 分鐘後浸泡三天過濾，即成桂花油。將桂花油加蛋清塗抹頭髮，片刻後洗去，具有深層清潔效果，頭髮就變得清爽乾淨了。而且長時間使用蛋清，能夠讓髮絲光潔黝黑，真的是最天然的護髮佳品。

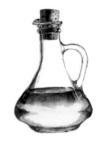

◆中、油性髮質適用——雞蛋護髮素

功效：蛋清可清除頭髮油垢；蛋黃可滋潤乾燥枯黃的頭髮。

作法：洗頭後，直接將雞蛋或蛋黃打散塗在髮上，按摩 5 分鐘後，用冷水洗淨。

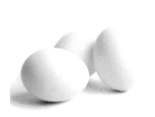

◆乾性髮質適用——蜂蜜護髮乳

功效：使頭髮易梳理，重整受損頭髮並提供保護作用。

作法：用蜂蜜按摩頭髮，接著用毛巾包裹 20-30 分鐘，最後用溫水沖洗。

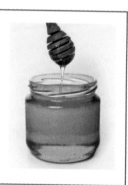

◆白髮、頭皮屑、掉髮——迷迭香

功效：也會有點頭髮染色的功能，促進生髮，改善頭皮屑。

作法：迷迭香、鼠尾草加水煮 10 分鐘，洗完頭後用迷迭香水沖洗最後一次，洗後無需再用清水沖。

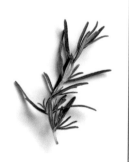

CHAPTER 8

神奇！只要五步驟，
健康秀髮就回來了！

掉髮、白髮等頭髮問題的原因前面已經講很多，要如何有效減少掉髮，甚至長出濃密黑髮，才是我們更想知道的，飲食、生活習慣、心情，以及怎麼洗頭、養髮的方法？

第一步驟：做好排毒，就有濃密動人髮質

根據世界衛生組織統計全球有 75％的人口處在亞健康狀態，現代人常吃香喝辣，暴飲暴食，只吃自己喜歡的食物，營養不均衡和恐怖的食品添加物，也可能是禿髮的成因。亂吃導致體內毒素太多，飲食應多吃天然食物，避免吃過多加工類、添加物、防腐劑，這些會妨礙消化吸收及排泄功能，外食也易使人發胖。應盡量減糖、減鈉的攝取，避免油炸食物，這些易引起掉髮。

做好排毒——先出再進

現代人排毒比補充營養更重要，吃過多精緻食物，身體累積許多毒素殘留，皮膚、肝、腎、肺是重要排毒代謝器官，皮膚由排汗

來排毒；膽汁將體內的毒素排出；腎將血液中的有害物質由小便排出體外；肺透過深度呼吸或痰來清除吸入的毒素，均衡飲食之前應該先出再進。

身體毒素的來源有哪些呢？

吸菸、吸毒、飲酒、環境激素污染的食物、農藥、添加劑，以及細菌、藥物、發黴素也會產生毒素。甚至是睡眠不足等不良生活習慣，也會製造體內毒素，危害健康。現代人的飲食中膽固醇含量太高，吃了太多化學物質，身體無法排除，也利用不了，堆積在體內，造成高血壓、高血脂，有些營養是身體運作必要物質，但攝取過量，也會變成「毒素」。

體內毒素過多會有什麼症狀？

早晨無法在固定的時間自然醒來，起床後四肢乏力、梳頭容易掉髮、長痘痘、出疹子、過敏、皮膚乾燥缺乏光澤、頭痛、腰痠背痛、免疫力下降、易上火、失眠多夢、便祕、容易疲倦，而排便時惡臭黏滯，排出的毒就越多。毒素長期累積可能讓你容易生病。

促進身體排毒的方法

補充酵素或益生菌、喝好水，多攝取纖維質、泡澡、有氧運動，下面會介紹這些方法喔！

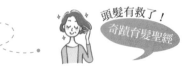
第二步驟：養成腸胃健康的好習慣

腸胃不好會影響身體功能，身體功能差會導致掉髮、白髮的產生，為了養髮而補充的營養素也無法順利吸收，腸胃差的人髮質比較細，頭髮越細就越容易掉頭髮，腸道除了消化作用外也是人體最大的免疫力器官，可以清除侵略性的微生物跟病毒。

現代人長期不吃早餐，導致營養不足，影響身體、頭髮所需要的營養物質，補充身體內需要的營養元素，均衡飲食，可降低白頭產生率。

營養健康狀況跟陽光照射也有密切的關係，中度缺鐵性貧血，營養不良，缺乏蛋白質，缺乏銅離子，甲狀腺功能低下，酸性體質都可能使體內黑色素減少，導致黑髮逐漸變成黃褐色或淡黃色。

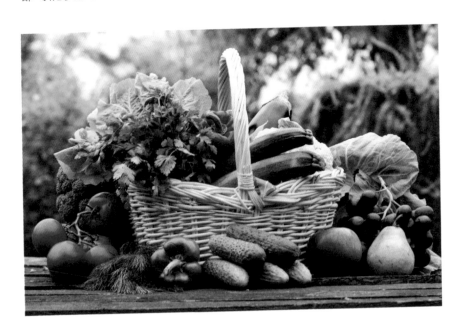

頭髮烏黑亮麗與均衡的飲食有關，我們應避免食用化學製品、高油炸、動物性的脂肪、燒烤、罐頭加工食品、含糖高的飲料、醃製的食品，多選用天然的水果、蔬菜。營養學研究證明多補充富含蛋白質、維生素、礦物質的食物，能夠滋養頭髮，促進黑色素的合成，有效預防掉髮、白髮。

1. 吃飯要細嚼慢嚥

細嚼慢嚥可增加唾液分泌，可中和過多胃酸，平衡酸鹼性，對胃起保護作用。細嚼慢嚥也可防癡呆，而狼吞虎嚥容易造成肥胖。

2. 每天吃飯七分飽最養生

吃飯七分飽最養生而且不易發胖，胃腸機能弱，所吃的食物不能充分消化，導致營養不足，母細胞機能遲鈍，掉髮就無法再長出新的頭髮造成禿頭，因此必須注意腸胃消化，攝取對消化系統有益的食物。腸胃不好的人髮質偏弱，甚至有沉默寡言的個性。

3. 飯後三大忌諱

1. 不可立即洗澡。
2. 不可立刻躺著睡覺。
3. 不可久坐。

4. 多吃當季新鮮蔬果

每天要吃一個蘋果讓腸胃保持消化通暢。

5. 多食用酵素或益生菌，幫助腸胃消化

酵素可幫助食物分解，有抗衰防老化的功效；益生菌可改善腸胃，抑制有害菌生長，提升免疫力，比較不易感冒。當你生病時加量食用酵素或益生菌，症狀就會好轉，注意品質好的酵素或益生菌不論拉肚子、便祕吃了都會改善，不要選擇一吃會讓你拉肚子的品牌，這種通常是加少量瀉藥讓減肥者食用的，長期服用有礙健康。

6. 每天要喝足夠的好水

體重（kg）×35＝一天所需水量（ml），口渴的時候要一口一口慢慢地喝。喝水要喝溫水才能幫助代謝排毒。

7. 飯水分離法

吃飯時不要搭配湯、水或飲料一起食用。飯前、飯後 2 小時也不要喝水，因為沒有配湯等液體，才會細嚼慢嚥，可以刺激口腔分泌更多唾液，幫助食物容易吞嚥，也會刺激胃消化液分泌吸收，可中和過多胃酸，平衡酸鹼性，對胃起保護作用。飯水分離重點是細嚼慢嚥，而非湯都不能喝，也可防癡呆，而狼吞虎嚥容易造成肥胖。但如果不習慣不喝，就盡量減少湯湯水水的份量，對腸胃確實是有幫助的。

8. 口水漱口一分鐘，拯救腸胃

健康的人每天口腔會分泌約一公升的唾液，先輕輕的將舌頭頂住上顎，收集唾液，這時用自己的唾液漱口 36 下，口水會產生許多泡泡，再一口氣將唾液嚥到丹田，每天重複 5-6 次可改善腸胃消化。

9.冥想腸胃能幫助消化

先全身放鬆坐著，冥想肚子沿著肚臍為中心點慢慢沿著升結腸、橫結腸、降結腸，順時鐘方向由小圈到大圈共 36 圈，早晚一次，隔天排便會變得很順暢。

頭髮乾枯，未必缺水，缺蛋白質會使頭髮分叉，可以多吃含鹼性物質的新鮮蔬果。血液中和酸性毒素，也是掉髮及髮色變黃原因之一，精神體力過度疲勞，長期過食糖類和脂肪類、肉類食物，使體內代謝過程中產生酸性毒素，應少吃。

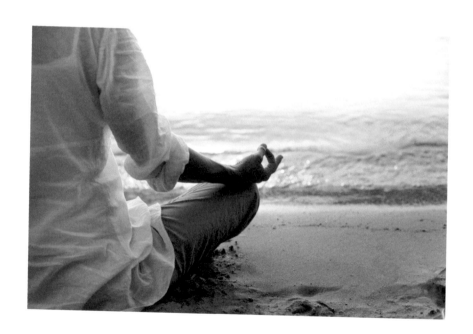

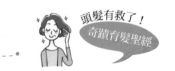
| 吃對食物讓頭髮更健康

◎對生髮有益的食物

　　要能快速生髮，跟循環有關，可以多吃蔥、薑、辣椒刺激感覺神經；循環差的人也可每天喝薑茶代替開水，幫助循環，提高身體的熱能，身體的溫度越高，會促進神經刺激頭皮生長，改善身體虛冷不如多吃溫熱有益生髮的食物。

提醒

身體要健康，營養才會被吸收

　　有些人吃牡蠣補充鋅想長頭髮，頭髮檢測卻沒增加鋅含量，為什麼不見效呢？因為身體若不健康，無法幫助運送管養素到頭髮，所以吃了這些食物頭髮未必能吸收到養分，維持身體的健康狀態，均衡飲食更重要，而不是頭髮缺什麼再補什麼，缺碘、鈣、蛋白質等，盲目補充維他命反而傷身，如高劑量的維他命 A，或過量的葉酸都會引起掉髮，過量的維他命 D 會引起結石，想長黑髮均衡不過量很重要。

◎對黑髮有益的食物

　　多吃含鹼性物質的新鮮蔬果。血液中的酸性毒素，也是掉髮及頭髮變黃原因之一，原因可能來自精神體力過度疲勞，或長期過食糖類和脂肪類、肉類食物，使體內代謝過程中產生酸性毒素，應少吃。而素食者恢復黑髮的效果比葷食者佳。

　　多吃黑色食物：喝黑豆漿、黑豆水、紅蘿蔔汁有助黑髮生長。

黑色食物可以刺激黑色素細胞產生黑色素，例如黑芝麻也可以還原黑色素，你可以這麼做，買一瓶無糖低溫烘焙芝麻醬，吃水果、喝飲料、塗麵包時都可以加入黑芝麻長期食用，食用時間通常要至少半年才會有感，頭髮漸漸變得較烏黑，建議有耐心持續半年以上慢慢會有效喔！養成生活飲食好習慣自然長黑髮。

你的髮質健康嗎？

取下一根頭髮拉一拉，看看你的髮質缺乏什麼營養！

1. 拉了不容易恢復原狀又容易斷裂：表示缺乏水份。
2. 拉後沒彈性，不容易恢復原狀：表示缺乏蛋白質。

水份跟蛋白質對頭髮來說非常的重要。蛋白質是頭髮的助長劑，所以日常必須注重飲食的均衡，多吃含蛋白質的食物，讓頭髮正常生長。

◎生活規律好習慣

　　吃得營養健康以外，應避免吃過多油炸食物。喜愛吃甜食、油炸物、不均衡飲食造成的肥胖，會累積大量自由基。而甲狀腺機能低下（Hypothyroidism）也會造成肥胖，甲狀腺是位於頸部腺體，負責調節身體新陳代謝，當甲狀腺不活躍時，會使頭皮黑色素減少，可能導致年紀輕輕就長白髮。另外甲狀腺機能亢進（Hyperthyroidism）也會使黑色素降低。

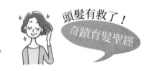

　　抽菸會讓髮質變差，讓頭髮變白、掉髮增加。尼古丁會累積大量自由基，降低血液循環，使毛囊內黑色素細胞老化，降低黑色素細胞分泌黑色素，也降低黑色素細胞 DNA 自我修復能力；當無法再產生黑色素時，白髮就出現了。

◎7 種你應該避免的食物：錯誤飲食也會造成掉髮！

　　1. 過量的肉類

　　會導致油性肌膚與油性髮質。

　　2. 便利商店食物

　　雖方便，但會造成身體營養不均衡，應該避免食用。

　　3. 冰品

　　吃冰會降低腸子蠕動及消化吸收力，人體體溫會瞬間降溫，循環下降讓養分無法輸送到毛囊，有害頭髮生長。

　　4. 白砂糖

　　高熱量會造成皮脂腺分泌旺盛，易有體臭味，也會造成身體變得虛冷，感覺比較疲倦，血液循環變差，營養無法送達毛髮，體質呈現酸化，讓頭髮變得沒光澤、掉髮，還影響健康。

　　5. 餅乾零食、飲料

　　體溫降低都會讓血液混濁，造成貧血和低血壓。近年低體溫的人有越來越多的趨勢，不當飲食導致全身的血液循環不良，沒有充分的血液流動，頭髮就不會再生長。

　　6. 酒、菸、碳酸飲料

　　香港吸菸與健康委員會調查分析 600 多名 30 歲以上有吸菸

者，發現吸菸者出現早年白髮的機會是非吸菸者的 4 倍。因此戒菸是預防白髮成功因素。菸不但氣味難聞，還是公認的有毒物質，抽菸使血管阻塞造成營養素與氧氣無法輸送到毛囊，增加掉髮量，而且破壞髮質、顏色變淡、乾澀、容易分岔。

建議補充抗氧化物，不抽菸，遠離污染環境，此外，維持標準體重也可延緩白髮的產生。如紅酒含有葡萄多酚與白藜蘆醇，是很好的抗氧化物，可改善心血管疾病，促進血液循環，天天喝一點酒的人會比不喝的人長壽，但喝過頭也會妨礙頭髮與身體的健康。而香菸中的尼古丁，吸入體內後會導致男性荷爾蒙增加，末梢血管收縮，長期吸煙影響血液循環，減少氧氣的供應，加速人體衰老，引起掉髮。

7. 油炸物

營養不均衡會從頭髮、指甲先老化。油炸、燒烤食物容易刺激胃酸分泌，增加胃部發炎的風險，油炸物是造成 M 型禿的原因。喜愛吃煙燻、燒烤、甜食、油炸物、不均衡飲食造成的肥胖，會累積大量自由基。

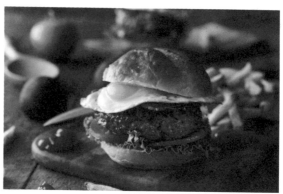

🪮 第三步驟：夜夜好眠、適當紓壓，自然長黑髮

每日最佳就寢時間是晚上 11 點前，至少有 7 個小時優良睡眠很重要，生長激素在夜間 11 點到凌晨 4 點分泌最多；此時頭髮成長最快速，對成人來說，生長激素可以修補細胞，增加細胞活性。

🧴 睡眠不足阻礙氣血循環

睡眠不足男性荷爾蒙分泌會比較旺盛，熬夜會損耗肝血，血不足，頭髮吸收營養不足。經常熬夜、失眠等長期睡眠不足，造成毛母細胞分裂下降，生長激素分泌不足，就會導致頭髮易脫落、皺紋增加。若要生髮，何時睡很重要。

🧴 提升睡眠品質的方法

1. 利用泡澡讓身體變溫暖

晚上泡澡就可以讓你一夜好眠。萬病起於寒，透過慢慢浸泡在滿滿的熱水中，才能讓身心達到放鬆，睡前 30 分鐘到 1 小時，在攝氏 40 度的熱水中泡澡，身體溫度升高，能讓自主神經穩定，使人一覺到天明。泡澡會讓血液循環變快，泡 1 小時，消耗的熱量等同跑步 3 公里。但心臟不好者，不宜泡高於心臟位置。如果身體狀況健康，可以浸泡到頸部跟肩膀的位置也很好喔！

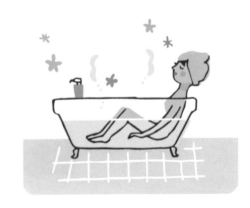

2. 精油助眠

薰衣草精油、佛手柑精油薰香可以放鬆，添加精油入浴更紓壓。在家放鬆泡澡可加單方純精油入浴，如果只能淋浴，盡量讓身體超過 5 到 10 分鐘的淋浴時間，一定要讓頭、臉、後頸部都沖到熱水，讓血管充分擴張，能夠改善身體不適，促進血液循環，提高體溫，甚至有逆齡的美容效果。晚上睡前洗頭也可幫助睡眠喔！

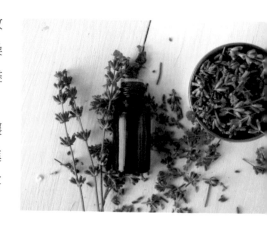

3. 溫熱療法

使用蓮蓬頭在骶骨（又稱薦椎骨，位於骨盆腔後方）、頸、背處用熱水淋浴，有針灸之效，骶骨是靈魂棲息處，溫熱療法，每天淋浴只要花一分鐘，就具有平衡自律神經與回春，改善內分泌系統成效。也能用電熱毯取代，這個方法月經不順、經痛都有效喔！人體的老化與內分泌系統息息相關，可使用電熱毯刺激血流量增加，熱敷頸部、背部。想要抗衰老，擁有烏黑濃密秀髮，溫熱療法很重要喔！

4. 幫眼睛做按摩

過度用眼也會影響毛髮健康，可多做以下對眼部有益的動作：

（1）雙眼閉目冥想紅色燈光在眉毛處往下照眼睛 3 分鐘。

（2）做護眼操，轉動眼球運動，上下左右轉動眼球，看遠看近，能夠活化眼睛、改善視力。

（3）雙手搓手心 36 下，手心感到溫熱以後，用掌根輕貼與眼部熱敷。

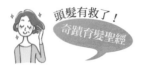

（4）減壓的眼部按摩可用拇指往上壓精明穴。

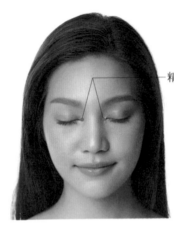

精明穴

睡前不可做的這些事

✕睡前切勿大量進食。

✕睡前不要使用電子產品，例如：滑手機、看電視或玩電
玩。

睡前滑手機 8 分鐘，會讓人晚睡 1 小時，
睡前一小時使用手機會讓人難以入睡，所
以泡澡完應直接入睡有助眠效用。如果眼
睛過度疲勞，白髮、掉髮會在耳朵兩側和
額頭兩側。現代人愛滑手機，會造成視神
經萎縮，建議使用 30 分鐘請讓眼睛休息
10 分鐘。只要閉目養神就可以讓眼睛得到休息放鬆。

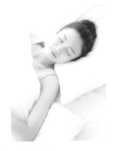

🪮 第四步驟：運動促進循環，保持健康愉悦，能抗頭皮老化

運動也可提高生長激素，有助於抗衰老和頭髮再生。每次運動時，染色體尾端的「端粒」就會恢復，就能保持年輕的樣貌。運動能誘發神經傳導物質，分泌腦內啡，有安定情緒、減輕壓力的功效，運動還能加速排汗，有助排除身體毒素。

走路是最簡易的運動

雙腳被稱為第二個心臟，一旦腳的功能下降，血液會無法順利的送回心臟。透過適當的運動，可以讓腳部的肌肉加強血液循環，當血液往下流，下肢肌肉負責收縮擠壓，才能將血液送回心臟，肌肉收縮差，下半身的血液也會變得遲緩。

每天運動至少要 30 分鐘。慢跑、快走都是很好的運動，應該養成規律運動的習慣。現代人上班忙碌，普遍缺乏運動，只有假日才有機會運動，這樣的運動量是不夠的，出門購物請盡量選擇以走路代替交通工具的方式，每日走路早中晚加起來 30 分鐘才夠，養成每天多走路的生活習慣，快走或上健身房都是很好的選擇。

運用腹式呼吸法排解身心緊張

腹式呼吸就是嬰兒慣性的、最原始的呼吸方法，是一種能吸入最多氧氣的呼吸法，當焦慮恐懼時，呼吸變得短淺而急促，細胞跟組織就會陷入缺氧狀態。腹式以呼吸緩慢的呼吸方式，使頭部得到充分的氧氣，活化腦細胞，降低過度緊繃的身體，幫助減輕焦慮、緩和不安的情緒。一呼一吸每天持續，也可配合拉筋消除疲勞、改

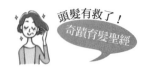
善腰痠背痛、便祕、心血管、頭痛疾病。當心情放鬆，新陳代謝良好，髮質自然就健康美麗。

腹式呼吸法步驟：

1. 找一個安靜的地方，先放輕鬆全身上下的每一個細胞，坐著、躺著、站著都可以。

2. 用鼻子吸氣嘴巴吐氣，將意念放在肚臍下 4 公分的丹田，吸氣時慢慢放鬆讓腹部膨脹起來，但不是用力吸氣，吸半分飽即可，吐氣時由口或鼻子緩慢吐氣，腹部自然凹下，慢慢地重複。

正確拉筋

首先吸一口氣放鬆全身每個細胞，頭慢慢的往下彎，盡量讓雙手著地，但不可過於勉強，由頸椎骨開始低頭下腰前彎，伸展頸椎到脊椎、腰椎，意念感覺在下彎處正一節一節地放鬆開，每天這樣拉筋有助矯正脊椎彎曲。

睡覺前梳頭被動式運動

每天早上、睡覺前做簡易梳髮 100 下，可以去除污垢，增加頭髮光澤。先低頭由頸後往頭頂梳，再由額頭上方順著頸部往後梳。避免使用塑膠製梳子，容易起靜電。正常的頭髮是帶⊕電荷，頭髮與頭髮之間會互相排斥，保持一定的距離，當塑膠製梳子一靠近會

讓頭髮間互相摩擦產生靜電。尤其是冬天乾燥的時候過度梳頭讓毛髮放電到毛孔，毛母細胞受到刺激而引起掉髮。可選用防靜電的木頭或竹子梳子梳頭，不但能刺激毛囊，而且經常梳頭能防止掉髮及頭皮屑。最好選擇有按摩效果的工具，梳子或按摩器具，材質不可過硬，才不會傷害頭皮健康。

新知 為什麼還沒老髮就白？最新發現情緒是首要因素

近代醫學心理學研究發現，情緒擾亂的確會使頭髮提早變白。情緒起伏易傷及五臟六腑，表現為頭髮乾枯、掉落、變白等。過度焦慮、憂愁、憤怒、悲傷、情緒緊張、壓力大等，易傷肝傷脾、髮變白。現代醫學認為情緒壓力是造成白髮第一重要因素。

生活中長期壓力過大，導致腎上腺素水平升高，使 DNA 受

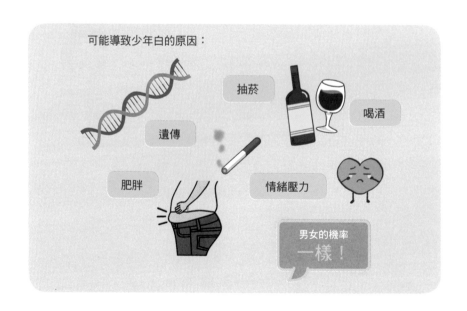

可能導致少年白的原因：

遺傳　抽菸　喝酒　肥胖　情緒壓力

男女的機率一樣！

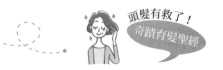
損，自然醫學期刊（Nature Medicine）指出，當身體長期感到壓力，負責供應頭髮顏色的黑色素細胞，就可能會被消耗掉。而壓力過大導致緊張和疲勞，大腦處於緊張狀態下會使血管收縮，供血不足，造成白髮。壓力使毛囊黑色素細胞「暫時」罷工，在壓力解除後恢復。

情緒緊張、驚嚇恐懼、憂傷、焦慮不安等狀態，會造成免疫功能下降，自律神經器官衰弱，皮脂腺旺盛，血管供應毛髮營養發生痙攣，使毛囊內色素細胞分泌黑色素的功能發生障礙，影響黑色素顆粒的正常運送，使得頭髮缺少黑色素，導致白髮增加，急速老化。

歷史證明情緒是頭皮老化元凶──一夜白髮的名人故事

伍子胥因情緒黯然神傷一夜白髮的故事，大家一定不陌生，煩惱與情緒的糾結，是造成老化元凶，強烈的情緒反應會短時間內產生掉髮、極速變白現象。而在法國歷史上的「絕代艷后」瑪麗‧安托瓦內特（Marie Antoinette）皇后，上斷頭台前一夜因極度恐懼憂慮而愁白了頭。另外，蘇東坡名言「多憂髮早白」，過度悲傷、勞心傷神、工作壓力大造成內分泌嚴重失調，白髮會提早來報到。

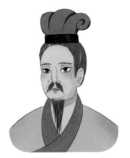

伍子胥

頭皮老化速度是皮膚的 6-8 倍，更是身體的 12 倍

我們從未見過一個人因精神壓力、睡眠不足、患有疾病的摧

殘，30 天後臉上就長出滿臉皺紋，而頭髮卻會因壓力產生一夜變白，因為頭皮老化的速度是皮膚的 6-8 倍，因此頭皮保養比臉保養更重要，不保養，老化了，想讓頭皮年輕回來就要花功夫，更傷荷包。

壓力影響自律神經

交感神經像汽車油門，副交感神經像煞車，當油門與煞車正常運作，車子才能安全開動，人體自律神經受壓力後，交感神經與副交感神經會失衡，荷爾蒙失調。緊張壓力還會使血管收縮造成循環不良，引發腸胃的問題。情緒壓力使蛋白質的代謝再利用發生障礙，無法提供頭髮所需的營養，讓頭髮異常，如枯黃、分岔、斷裂、變白、掉落。而臨床觀察，頭皮發炎、頭皮屑多，也會增加掉髮。30 歲出現掉髮、白髮狀態的人，應改善生活習慣，注意飲食及適度休息，盡量不要過度用腦！還必須做好頭皮護理與保養，頭皮保養也有助於頭髮恢復健康。

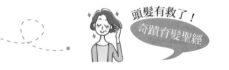

🖌 第五步驟：穴道按摩，改善白髮、掉髮

┃ 穴道按摩的注意事項

1. 避免按壓發炎處。
2. 避免施力過大，按摩力道以微微痠痛感為佳。
3. 避免於劇烈運動後、飲酒後、剛沐浴後、剛用餐後、發燒時按摩，懷孕時應避免刺激腹部。
4. 穴位按摩可在飯前執行。

┃ 按摩前要先梳頭髮

頭部因老化而僵硬，當頭皮感到肌肉僵硬時，最需要的就是藉由按摩來柔軟頭皮，舒緩緊繃肌肉，以排出體內老廢物質，促進循環代謝、延緩白髮及掉髮問題。記得，在按摩前要先梳頭髮。

◆運用雙手手指梳頭髮

十根手指頭分開伸入頭皮，由頭頂慢慢往後梳 100 次，力道以舒服為原則，不能太用力，以免造成反效果。

◆運用工具按摩頭皮減少掉髮（木梳、刮痧板等）

1. 梳頭促進循環通暢，修護一天下來的疲累

利用洗頭髮時用手指按摩頭皮，或搭配梳子每天梳理頭髮，《諸病源候論》也說：「千過梳頭，頭不白。」但要注意最好選用梳齒稀疏的木質或竹子天然材質的梳子，齒端選擇圓潤光滑的，長髮應選擇粗齒的梳子，可減少對頭髮的拉扯。由前向後，力道平均，僅讓梳齒輕輕接觸到頭皮即可。

2. 用梳子加強髮際到後髮際，梳理 100 下。

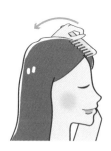

　　頭部有許多經絡及穴位，如同身體開關，按摩穴位加強痠痛處針對問題髮改善會更有效。

一、頭頂——白髮掉髮禿髮

（1）穴點按摩

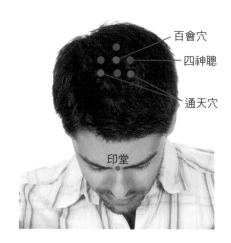

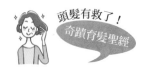
1. 百會穴
   - 功效：可調整自律神經、提神醒腦，改善問題髮。
   - 位置：百會穴為百脈交會處，此穴陽氣最強，穴道位於鼻子與雙耳往頭頂連線的交叉點，頭部正中心凹陷的地方。
   - 手法：食指和中指併攏，用指腹順時針旋轉按壓穴位，每次 20 下，重複 1-3 次。

2. 通天穴
   - 功效：緩解頭痛、改善問題髮。
   - 位置：穴道位於頭頂的百會穴左右斜前約 2 根手指的位置。
   - 手法：食指和中指併攏，用指腹順時針旋轉按壓穴位，每次 20 下，重複 1-3 次。

3. 印堂穴
   - 功效：有安神益智、醒腦開竅、通經活絡，使嗅覺靈敏。
   - 位置：穴道位於兩眉頭中點凹陷處。
   - 手法：拇指、食指捏起兩眉之間的皮膚稍向上拉的方法，提拉 50 次。中指指腹順時針旋轉按壓穴位，每次 20 下，重複 1-3 次。

4. 四神聰
   - 功效：四路大神各自鎮守一方之意，共有四個點，可疏通全身經絡，放鬆排毒、提神醒腦、消除煩躁、提升記憶力效果。

- 位置：穴道位於百會穴前後左右約兩個指頭距離的 4 個穴位。
- 手法：左右、上下各穴每次 20 下，重複 1-3 次。用食指中指指腹順時針旋轉按壓四神聰穴位或使用按摩工具按壓，每次 20 下，重複 1-3 次。

（2）指腹按摩

1. 先從前額往頭頂方向按摩。雙手小指在額頭的正中央，五指指腹貼著髮際，畫圓圈揉到頭頂百會穴。

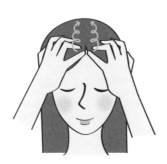

2. 雙手小指在眉毛中間髮際上，五指指腹慢慢按摩至頭頂百會穴。

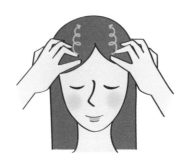

（3）指節深層按摩

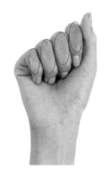

1. 頭頂揉壓：用指節背面以螺旋狀從髮際到百會穴，位置同指腹按摩，並加強痠痛處。

2. 以指關節或按摩棒，從前髮際到百會穴，走 Z 字型按壓頭皮，左右各 10 次。

3. 用按摩棒輕貼著頭皮在各處滑動，尋找是否有疼痛點加強按摩。

4. 從前髮際到後髮際走 Z 字型按壓頭皮，左右各 10 次。

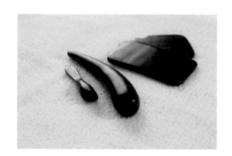

二、耳周兩側——白髮、掉髮、禿髮

（1）穴點按摩

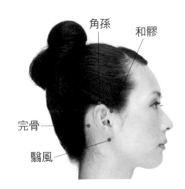

1. 角孫

   • 功效：改善眼睛及耳朵、問題髮。

   • 位置：穴道位於耳朵往內折的耳尖直上位置即是角孫，是膽經、三焦經、小腸經的交會。

   • 手法：拇指指腹順著耳背 C 型順時針旋轉按摩。從上而下每次 20 下，重複 1-3 次。

2. 和髎

   • 功效：改善眼、耳朵不適感、頭痛問題。

   • 位置：頭側部，耳廓根部前方。

   • 手法：拇指指腹順著耳朵順時針旋轉按摩。從上而下每次 20 下，重複 1-3 次。

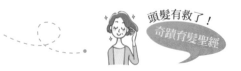
3. 翳風

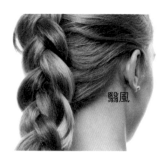

翳風

- 功效：改善頭痛、耳鳴；促進血液循環、消除壓力、慵懶感。
- 位置：穴道位於耳垂後方的凹陷處。
- 手法：用雙手拇指或食指指節，上下按壓。

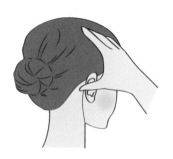

4. 完骨

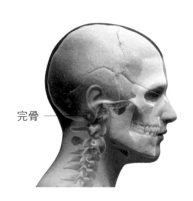

完骨

- 功效：改善頭痛、肩頸痠痛；促進血液循環。
- 位置：穴道位於耳後頭骨乳突下緣大約一指寬位置。
- 手法：用雙手拇指或食指指腹，上下按壓。

（2）指腹按摩

接著以太陽穴為起點，慢慢向後腦勺處按壓。

（3）指節深層按摩

握拳用指節背面，或掌根貼住耳周兩側，以螺旋狀按摩揉壓，並加強痠痛處。

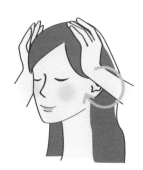

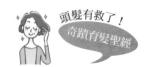
（4）按摩棒

從太陽穴到百會穴走 Z 字型按壓頭皮，左右各 10 次。

三、按摩督脈後腦勺——白髮、掉髮

（1）穴點按摩

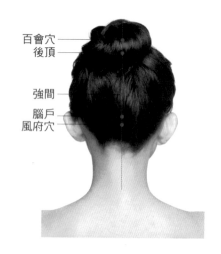

百會穴
後頂
強間
腦戶
風府穴

1. 百會穴

　　• 功效：可調整自律神經、提神醒腦，改善問題髮。百會
　　　穴為百脈交會處，此穴陽氣最強。

　　• 位置：穴道位於鼻子與雙耳往頭頂連線的交叉點，頭部
　　　正中心凹陷的地方。

　　• 手法：食指和中指併攏，用指腹順時針旋轉按壓穴位或
　　　使用按摩工具按壓，每次 20 下，重複 1-3 次。

2. 後頂

　　• 功效：改善頭痛、肩頸痠痛、失眠、身體冰冷、神經

痛、掉髮。

- 位置：穴道位於頭頂百會穴後約 1 根大拇指的位置。
- 手法：食指和中指併攏，用指腹順時針旋轉按壓穴位或使用按摩工具按壓，每次 20 下，重複 1-3 次。

3. 強間
- 功效：消除頭痛、目眩、失眠、煩心。
- 位置：穴道位於後腦勺正中線的枕骨上方。風府與百會兩穴連線的中點取穴。
- 手法：食指和中指併攏，用指腹順時針旋轉按壓穴位或使用按摩工具按壓，每次 20 下，重複 1-3 次。

4. 腦戶
- 功效：改善後腦頭痛、失眠。
- 位置：穴道位於低頭，在枕骨下方隆起處
- 手法：食指和中指併攏，用指腹順時針旋轉按壓穴位或使用按摩工具按壓，每次 20 下，重複 1-3 次。

（2）指腹按摩

拇指放在頸部髮際處往頭頂螺旋畫圓按摩。

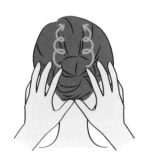

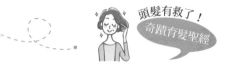

（3）指節深層按摩

用指節背面以螺旋狀按摩耳周兩側揉壓，並加強痠痛處。

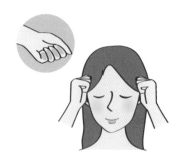

四、頸部——問題髮

不論白髮和掉髮在哪個區域都要按摩頸部，可快速舒緩緊繃的肌肉，頸部肌肉放鬆，頭部皮也跟著放鬆，按摩頸部後，臉部會有拉提回春的效果喔！

（1）穴點按摩

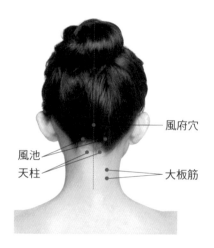

風府穴

風池
天柱

大板筋

1. 風池

    ・功效：失眠、頭痛、肩頸痠痛、眼睛疲勞。

    ・位置：穴道位於後腦勺，髮際上兩側凹陷處，約耳垂齊平的位置。

    手法 1：用兩手大拇指指腹順時針旋轉再向上推按。

    手法 2：以撥筋方式右手四指併攏，沿著大板筋旁邊凹陷處，四指拼攏由上而下推，再由左向右撥筋按摩，左右手交替按摩，這手法落枕也非常有效。重複 1-3 次。

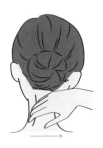

2. 風府穴

    ・功效：改善肩頸痠痛、消除寒氣、感冒、提神醒腦、膝蓋痛。

    ・位置：穴道位於後頸髮際線正中直上約 1 吋位置，也就是兩側斜方肌間的凹陷處。

    ・手法：用拇指指腹，力道適中按摩風府穴，方向由下往上指壓，或使用按摩工具按壓穴位每次 20 下，重複 1-3 次。

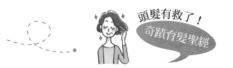
3. 天柱

    ·功效：改善鼻、眼睛不適、緩解壓力、肩頸痠痛、憂鬱、問題髮。

    ·位置：穴道位於頸椎兩側（風池下約 2 公分處）。

    ·手法：以拇指指節或中指指節撥筋方式左右按摩。

（2）指節深層按摩

用大拇指指節或食指指節或按摩棒垂直左右按壓，由耳後翳風穴沿著枕骨下方凹陷處按摩，接著由上而下按摩大板筋。